Christoph Delp

PERFEKTES BODY FORMING

W0196680

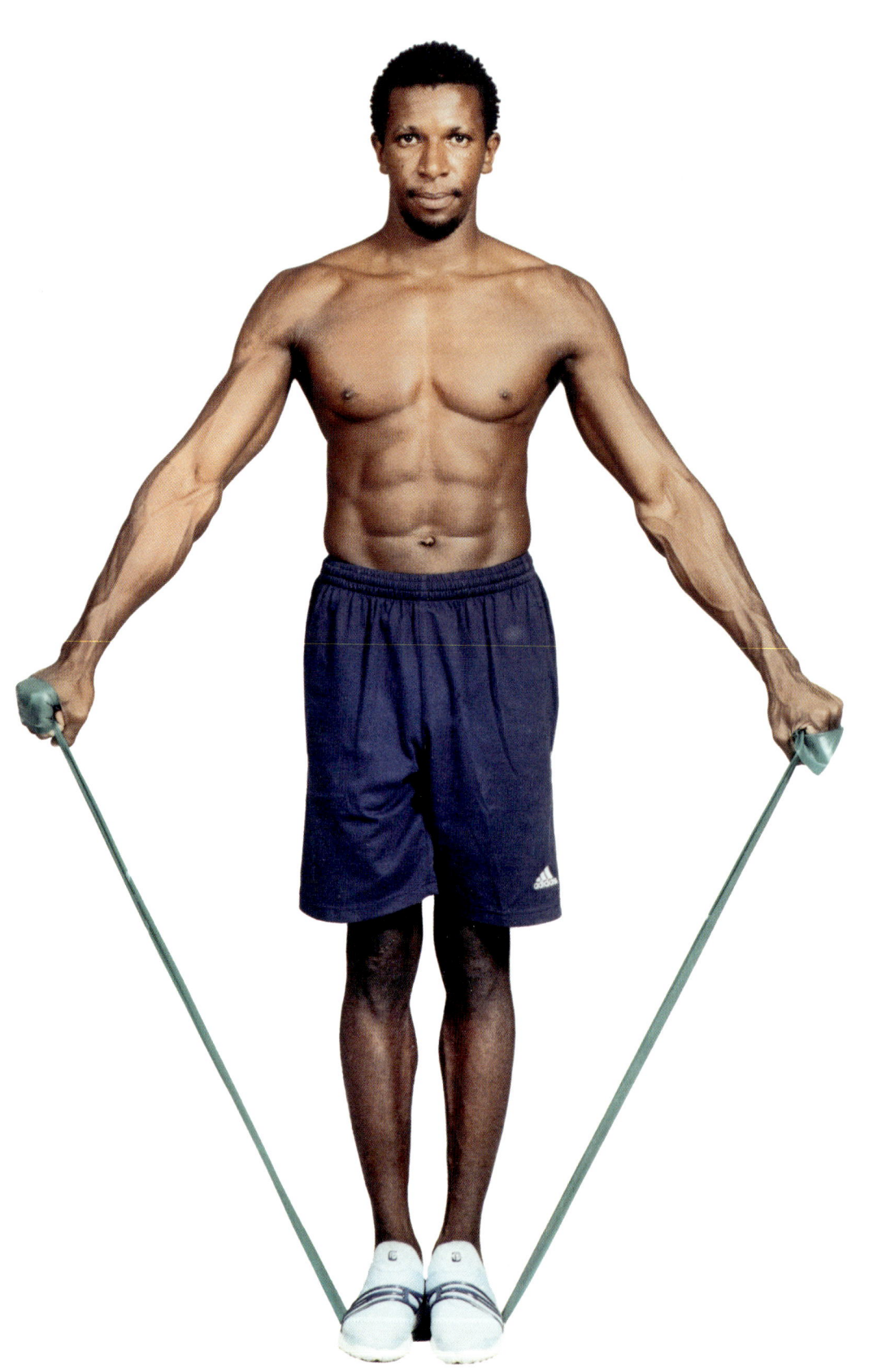

Christoph Delp

PERFEKTES BODY FORMING

Die besten Ernährungs- und Fitnesstipps für Männer

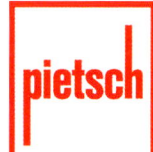

Einbandgestaltung: Luis dos Santos
Titelbild: Erwin Wenzel
Bildnachweis: siehe Seite 110

ISBN 978-3-613-50584-1

1. Auflage 2008

Sie finden uns im Internet unter: www.pietsch-verlag.de

Lektor: Oliver Schwarz
Innengestaltung: Jürgen Knopf, Printprodukte, 74321 Bietigheim
Druck und Bindung: Typos Tiskarske Zavody, 32056 Plzen
Printed in Czech Republic

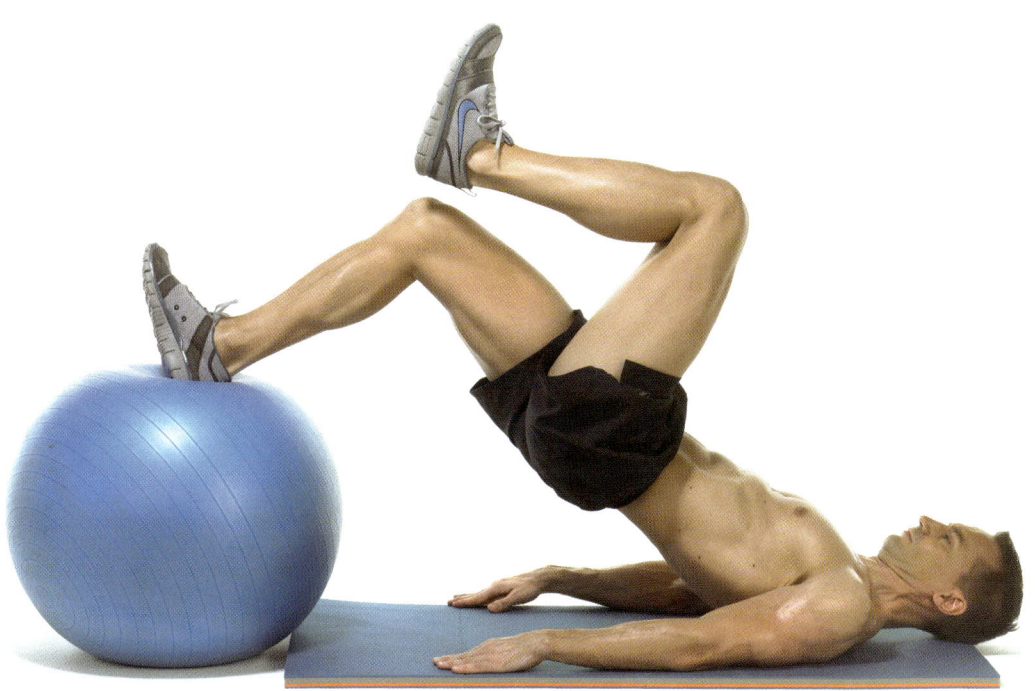

Danksagung des Verfassers

Ich bedanke mich bei meiner Familie für die Unterstützung; bei Oliver Schwarz (Verlag pietsch) für die Unterstützung zur Verwirklichung meiner Buchprojekte; bei Jürgen Knopf für die gelungene Buchgestaltung; bei dem Fotografen Nopphadol Viwatkamolwat für die schönen Bilder und natürlich bei dem Darsteller Patrick für die hervorragende Zusammenarbeit.

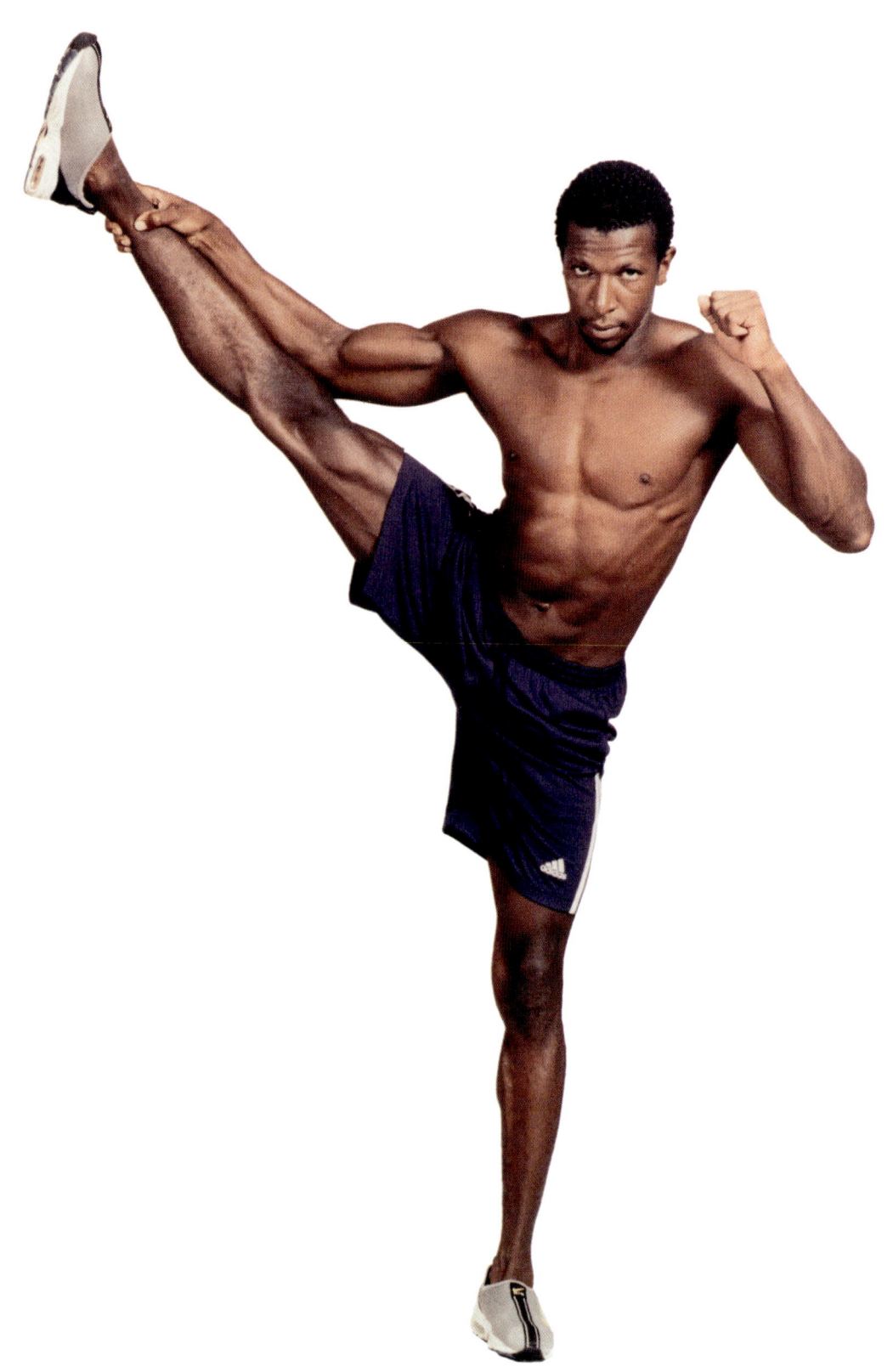

Inhalt

Teil I: Einstieg

Ein sportlicher Körper ist der Wunsch vieler Männer vor der Aufnahme eines Fitnessprogramms. Diesen Wunsch können Sie sich innerhalb einer kurzen Zeitspanne erfüllen, indem Sie auf das vielfach bewährte 3-Säulen-Konzept aus Krafttraining, Ausdauertraining und Ernährung zurückgreifen.

Im **Krafttraining** schaffen Sie die Grundlagen durch den Muskelaufbau. Ein positiver Effekt der größeren Muskelmasse ist es auch, dass der Körper im Ruhezustand mehr Energie verbraucht, wodurch die Körperfettreduktion vereinfacht wird. Das **Ausdauertraining** nutzen Sie, um Ihre allgemeine Fitness aufzubauen und um Energie zu verbrauchen und somit zusätzlich Kalorien zu verbrennen. Die richtige **Ernährung** ist die Grundvoraussetzung, damit sich die gewünschten Ziele einstellen. Muskeln können Sie nur aufbauen, wenn Sie dem Körper genügend Eiweiß zufügen und eine Körperfettreduktion erreichen Sie über eine negative Tageskalorienbilanz.

Dieses Buch stellt Ihnen die Grundlagen zu Training und Ernährung vor und bietet Ihnen Programme für verschiedene Leistungsstufen an. Mit Kraft- und Ausdauertraining nach den vorgestellten Methoden und mit einer gesunden und bedarfsgerechten Ernährung werden Sie bald Ihre Ziele im Bodyforming erreichen.

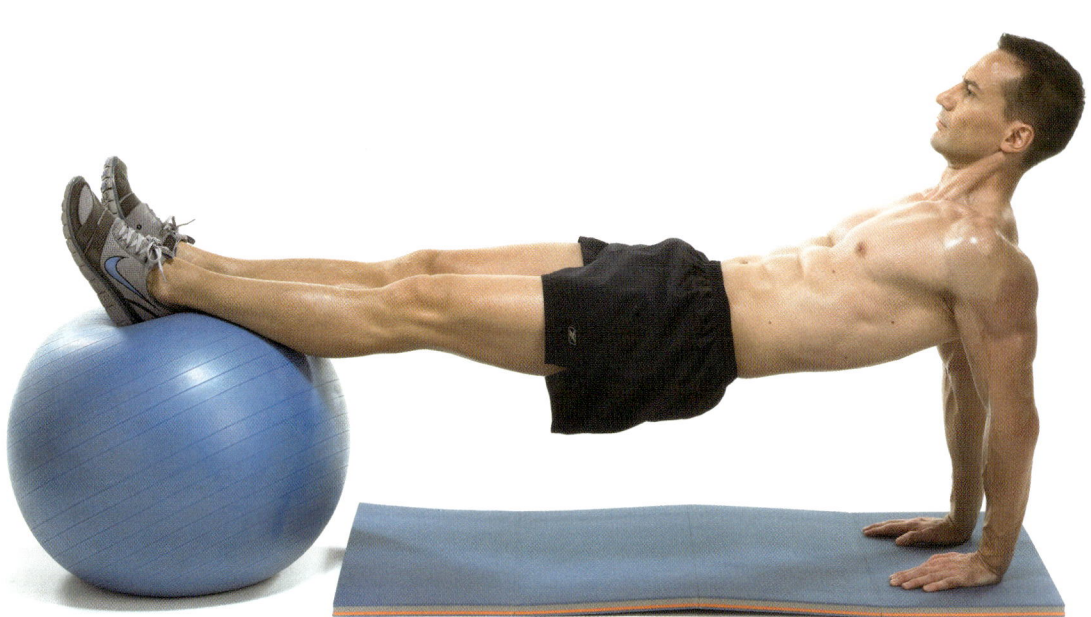

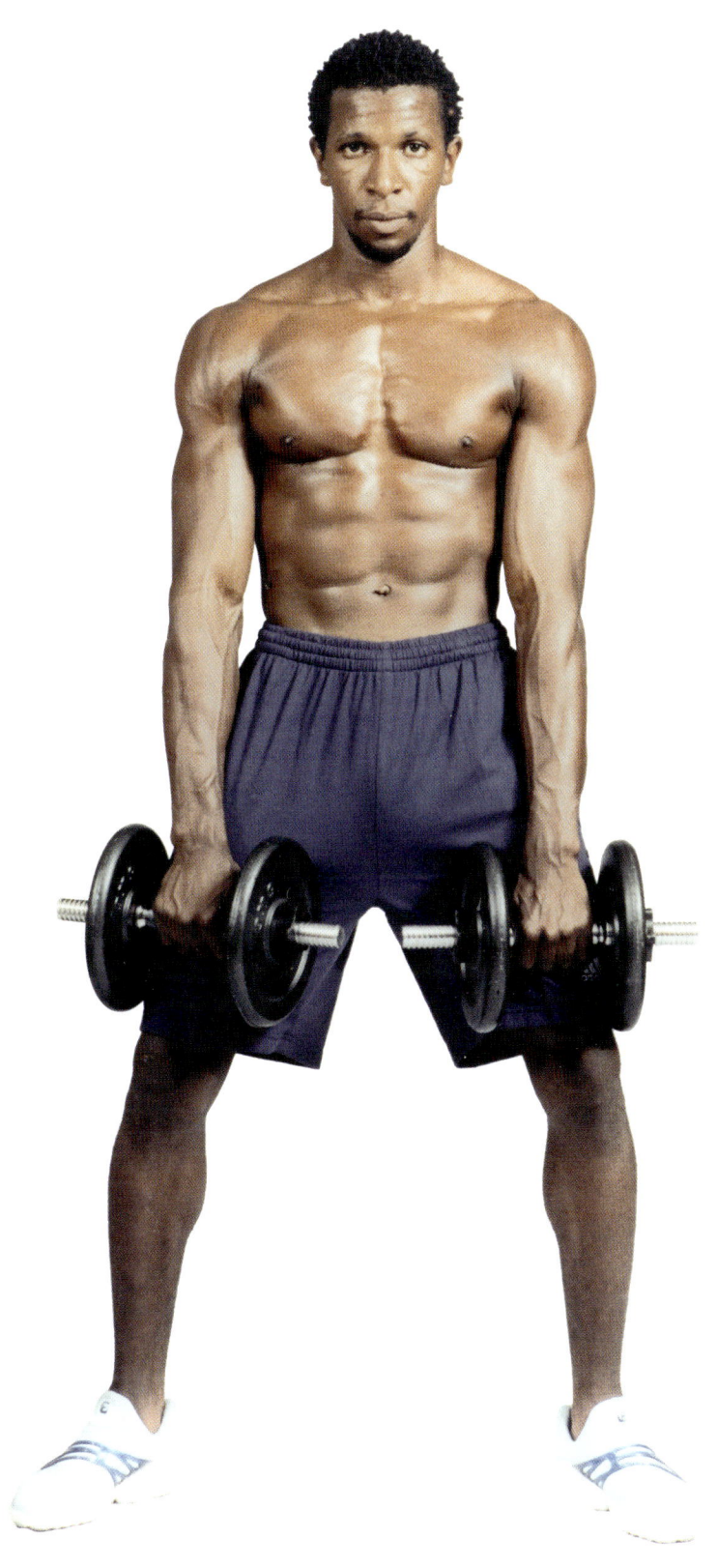

1. Wissenswertes zum Bodyforming

Jeder Mann kann mit einem Konzept aus Krafttraining, Ausdauertraining und der richtigen Ernährung seine Wunschfigur erreichen. Sie brauchen dafür keine neuen angeblich noch effektiveren Ernährungsempfehlungen und Trainingsprogramme, wie diese immer wieder in den Medien propagiert werden. Nutzen Sie die Erkenntnisse, die sich mittlerweile vielfach bewährt haben, und trainieren Sie bewusst danach. Wenn Sie verstehen, was gut für Ihren Körper ist, werden Sie schnelle Erfolge in Ihrem Bodyforming erreichen und diese auch langfristig sicherstellen können.

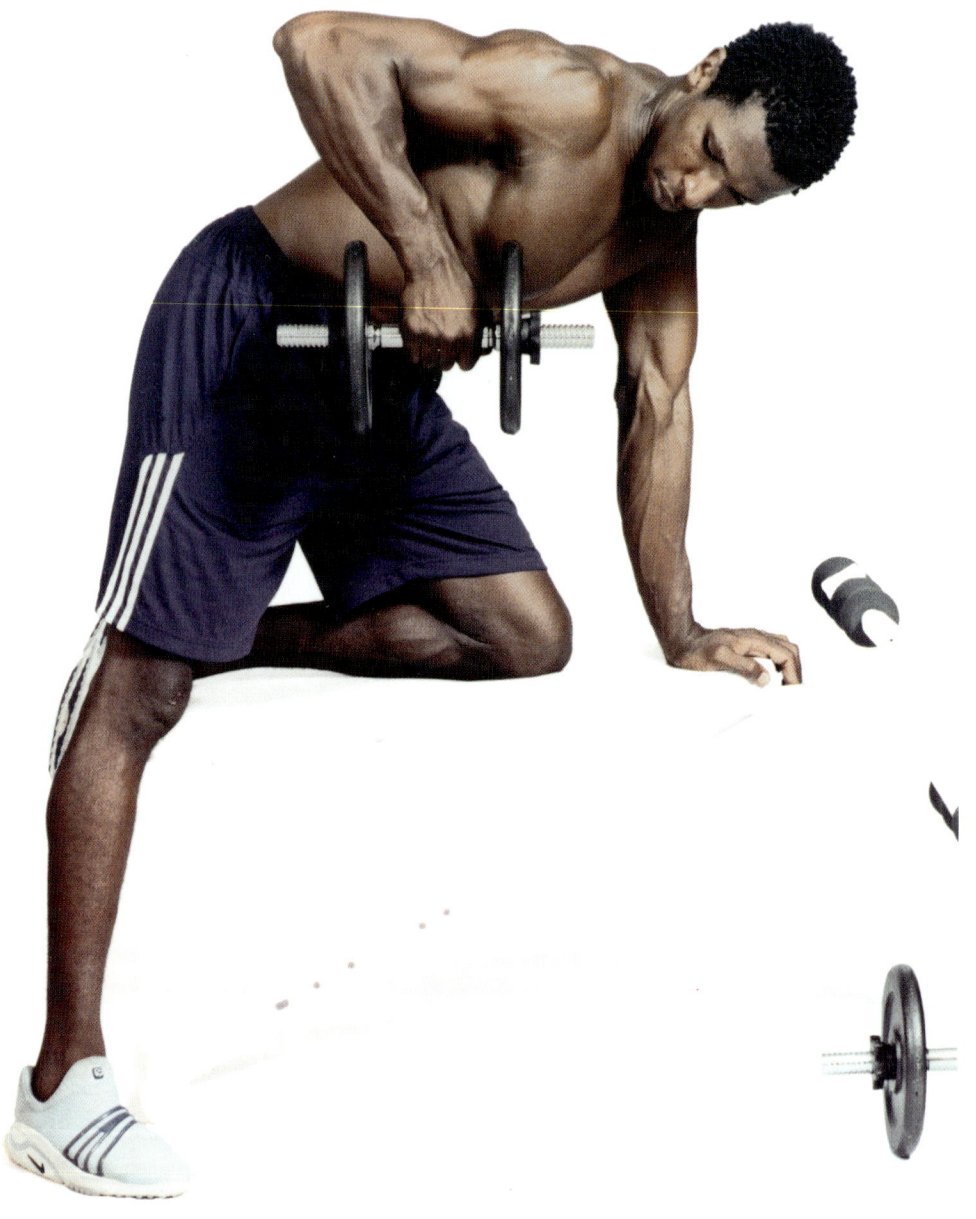

Häufig gestellte Frage: Was sind die Voraussetzungen für ein erfolgreiches Körperformen?

• Klare Zielsetzung

Zuerst müssen Sie sich den Istzustand Ihres Körpers bewusst machen. Überprüfen Sie, was Sie an sich verändern wollen und können. Aus diesen Überlegungen leiten Sie Ihre Ziele für das Bodyforming ab. Eine klare Zielsetzung ist die Voraussetzung, um mit Training und Ernährungsumstellung zu starten und auch kontinuierlich fortzu-führen. Wenn Sie sich Ihrer Ziele bewusst sind und auf die Umsetzung konzentrieren, werden Sie bald deutliche Erfolge erreichen. Innerhalb von nur drei Monaten können Sie Ihr Erscheinungsbild erheblich verbessern.

• Gesunde und bedarfsgerechte Ernährung

In diesem Buch erfahren Sie, wie Sie sich gesund ernähren und gleichzeitig die ge-wünschten Resultate im Bodyforming erreichen können. Grundsätzlich ist es nicht notwendig, der Ernährung erhöhte Aufmerksamkeit zu schenken, solange Sie sich an wichtige Ernährungsprinzipien halten, wie diese im zweiten Abschnitt vorgestellt sind. Die Ernährungszusammenstellung sollten Sie mit möglichst wenig Aufwand vorneh-men, denn umso mehr Aufwand das Bodyforming beinhaltet, desto wahrscheinlicher ist ein Abbruch des Programms.

• Leistungsgerechtes Trainingsprogramm

Es gibt die verschiedensten Trainingsprogramme, die zum Erfolg führen können. Wich-tig ist es, das Sie mit Übungen und Intensitäten trainieren, die für Ihren Leistungsstand geeignet sind. Außerdem müssen Sie verstehen, wie Sie und welche Muskelgruppen Sie trainieren. In diesem Buch werden Trainingsprogramme nach erwiesenen Me-thoden für unterschiedliche Leistungsniveaus vorgestellt. Nutzen Sie die Programme und passen Sie diese mit fortschreitender Trainingserfahrung an Ihre individuellen Bedürfnisse an.

• Trainingsprotokollierung

Für das Bodyforming benötigen Sie ein Maßband, um die Entwicklung der Körper-proportionen zu überprüfen, sowie eine Waage, am besten eine mit elektronischer Gewichtsanzeige in 100-Gramm-Schritten. Sie müssen die Körpermessungen regel-mäßig vornehmen, denn nur so erkennen Sie, ob Ihre Maßnahmen erfolgreich sind oder ob Sie Umstellungen an der Ernährung und dem Training vornehmen müssen, wenn sich die gewünschten Erfolge noch nicht einstellen. Ohne diese Messungen ist ein erfolgreiches Training schwierig, da man seine körperliche Entwicklung leicht falsch einschätzt.

Trainingsgrundlagen

Sie erreichen Leistungsverbesserungen im Fitnesstraining, indem Sie Ihren Körper intensiver als in der vorherigen Trainingseinheit fordern. Allerdings müssen Sie das richtige Verhältnis zwischen Trainingsintensität und Regeneration finden, damit sich optimale Trainingsergebnisse einstellen.

Superkompensation

Unser Körper passt sich an körperliche Belastungen an. Wenn Sie im Training eine größere Leistung erbringen, als in der vorherigen Trainingseinheit, stellt der Organismus nach einer Regenerationsphase ein größeres Leistungsniveau her. Dieser Vorgang, der zur Verbesserung des Ausgangsniveaus führt, wird Superkompensation genannt. Dabei gilt zu beachten, dass die möglichen Leistungsverbesserungen immer geringer werden, umso besser unser Körper trainiert ist.

Nach einer geringen Trainingsbelastung hingegen erfolgt keine Anpassung, sondern maximal ein Erhalt des Leistungsniveaus. Wenn Sie Ihrem Körper über eine längere Zeitspanne keinen Trainingsreiz setzen, dann baut sich die Leistungsfähigkeit Ihres Körpers ab. Das Tragen eines Gipsverbandes führt beispielsweise dazu, dass sich die Muskulatur des geschützten Körperbereichs innerhalb weniger Tage deutlich verringert. Entscheidend für die Anpassungsvorgänge und die Leistungsverbesserungen ist, mit welcher Intensität und nach welcher Methode Sie Ihren Körper fordern.

Regeneration

Der Organismus benötigt nach dem Trainingsreiz eine Regenerationsphase. In dieser Phase stellt sich der Körper auf den Trainingsreiz ein. Wie lange der Körper zur Regeneration und Anpassung benötigt, hängt von Reizintensität, Trainingszustand und ausgeführter Trainingsmethode ab. Beispielsweise benötigen die trainierten Muskelgruppen nach einem Krafttraining mit der Kraftausdauer-Methode weniger Regenerationszeit als nach einer intensiven Einheit mit der Muskelaufbau-Methode (siehe Seite 42). Durch eine sinnvolle Regenerationsgestaltung, z. B. Auslaufen, Massagen und ausreichend Schlaf, können Sie Ihre Erholungsdauer beschleunigen.

Optimaler Trainingseffekt

Der Effekt Ihres Trainings ist dann optimal, wenn Sie die Pause zwischen zwei Trainingseinheiten richtig setzen. Pausieren Sie zu lange, dann baut der Körper seine Leistungsfähigkeit wieder ab. Gewähren Sie hingegen Ihrem Körper nicht genug Zeit zur Regeneration, kann dies zu einem Zustand von Übertraining führen. Da viele Komponenten auf die Dauer der Regenerationsphase einwirken, lässt sich diese nicht exakt bestimmen. Ihr Ziel muss es ein, Ihren Körper immer besser zu verstehen, damit Sie das Training optimal planen können. Zur Orientierung für Einsteiger lässt sich festhalten, dass diese zwischen zwei gleichen Trainingseinheiten ein bis drei Tage pausieren sollten, je nachdem wie intensiv sie die erste Einheit wahrgenommen haben. Damit ambitionierte Sportler häufig ihre Muskelgruppen trainieren können, splitten sie ihr Krafttrainingsprogramm nach Muskelgruppen auf.

2. Trainingsplanung

Die Trainingsplanung ist die Voraussetzung für ein erfolgreiches Bodyforming. Nehmen Sie sich dazu ausreichend Zeit und machen Sie sich Notizen in Ihrem Trainingsbuch. Bewusstes Training nach einem sinnvollen Trainingsprogramm führt zu den besten Ergebnissen und ermöglicht langfristig kontinuierliche Verbesserungen im Bodyforming.

Trainingsplanung

• **Ist-Zustand bestimmen**
Machen Sie sich zuerst den Ist-Zustand Ihres Körpers bewusst. Dazu gehört, dass Sie Ihre Körpermaße bestimmen sowie Körperfotos von vorne und hinten anfertigen lassen.

• **Ziele definieren**
Legen Sie klare Ziele für Ihr Bodyforming fest und unterteilen Sie diese in lang-, mittel- und kurzfristige Ziele.

• **Trainingsprogramm festlegen**
Wählen Sie ein kurzfristiges Ziel aus und entwickeln Sie ein Trainingsprogramm zum Erreichen dieses Ziels.

• **Trainingsperiode**
Führen Sie eine Trainingsperiode von üblicherweise 6–12 Wochen zum Erreichen des kurzfristigen Ziels aus. Dabei sind regelmäßig Kontrolltests vorzunehmen.

• **Abschlusstest**
Die Trainingsperiode beenden Sie mit einem ausführlichen Abschlusstest. Danach legen Sie ein neues Trainingsprogramm zum Erreichen eines anderen kurzfristigen Ziels fest.

Ist-Zustand bestimmen

Prüfen Sie vor Aufnahme Ihres Trainingsprogramms, ob Risikofaktoren vorliegen. Wenn einer oder mehrere der folgenden Faktoren vorliegen, sollten Sie sich vor Aufnahme Ihres Trainingsprogramms mit einem Arzt absprechen:

• älter als 35 Jahre und seit längerem sportlich nicht mehr aktiv,
• gesundheitliche oder körperliche Einschränkungen,
• besondere Risiken wie Übergewicht, Bluthochdruck, hoher Alkoholkonsum oder hoher Nikotinkonsum.

Im nächsten Schritt müssen Sie Ihre körperliche Ausgangssituation ermitteln. Zu diesem Zweck können Sie die Körpermessungen ausführen, wozu Sie Gewicht, Körperfett und Körpermaße bestimmen. Notieren Sie die Ergebnisse in Ihrem Trainingsbuch (siehe Seiten 18–21). Außerdem ist es empfehlenswert, dass Sie Ihren Körper von vorne und hinten fotografieren lassen. Die Aufzeichnungen und Fotos sind die Grundlage für die Erfolgskontrolle im Rahmen Ihres Trainingsprogramms.

Körpermessungen

Ermitteln Sie Gewicht, Körperfettanteil und Körpermaße, um Ihren Körperzustand zu überprüfen. Die Ergebnisse vermerken Sie in Ihrem Trainingsbuch. Diese Notizen sind notwendig, weil sie den Trainingserfolg sichtbar machen.

• Körperfettmessung

Bei der Körperfettmessung wird der Fettanteil am Körpergewicht ermittelt. Wenn Sie stattdessen nur auf das Körpergewicht achten, lässt sich der Trainingserfolg nur undeutlich bestimmen. Sie können beispielsweise Muskulatur aufbauen und zahlreiche Fettpolster abbauen, werden aber in den nächsten Monaten keinen deutlichen Unterschied am Körpergewicht feststellen. Das hat seinen Grund darin, dass am Anfang eines Trainingsprogramms durch die neue sportliche Betätigung Muskulatur aufgebaut und Fett abgebaut wird, wobei Fettgewebe leichter als Muskulatur ist. Langfristig ist bei vorherigem Übergewicht aber auch eine Gewichtsabnahme feststellbar, da nach mehreren Trainingsmonaten umfangreiche Vergrößerungen der Muskelmasse nur noch mit intensivem Krafttraining erzielt werden. Anhand der Körperfettmessung können Sie jedoch während jedes Trainingsabschnittes prüfen, ob sich der Fettanteil verringert hat.

Der Fettanteil kann mit einer Fettzange (Caliper) ermittelt werden. Einfacher ist die Bestimmung aber anhand einer Waage mit Körperfettmessung. Bei solchen Waagen wird das Verfahren der Bioelektrischen Impedanzanalyse (BIA) eingesetzt. Dabei wird ein harmloses, schwaches elektronisches Signal durch den Körper gesendet. Da Strom schlechter von Fett als von Muskeln und anderem Gewebe geleitet wird, kann anhand des Widerstandes (Impedanz), auf den das elektronische Signal trifft, der Körperfettanteil bestimmt werden. Solche Waagen sind im Handel ab zirka 80 EUR erhältlich.

• Checkliste zur Körpermessung

Zur Übersicht über Ihre körperliche Entwicklung, können Sie regelmäßig die Körperpartien prüfen. Messen Sie den Umfang von Oberarmen, Brust, Taille, Hüfte, Oberschenkeln und Waden, da an diesen Stellen die deutlichsten Veränderungen feststellbar sind. Ziel ist es, an der Taille möglichst wenig Umfang zu haben, und an den anderen Partien möglichst viel. Dementsprechend messen Sie die Taille an der schmalsten und alle anderen Bereiche an der breitesten Stelle. Die Ergebnisse halten Sie in einer Checkliste fest.

In regelmäßigen Zeitabständen, alle 1–4 Wochen, sollten Sie diese Messungen wiederholen. Sie müssen die Messungen immer zur gleichen Tageszeit vornehmen, damit Sie aussagekräftige Vergleichswerte erhalten. Messen Sie sich am besten morgens direkt nach dem Aufstehen, noch vor dem Frühstück. Sie sollten aber Ihre Proportionen nicht zu oft prüfen, um sich keinem Leistungsdruck auszusetzen. Schließlich sollen Sie stets Spaß am Training haben, denn sonst werden Sie es bereits nach kurzer Zeit wieder aufgeben. Nach Beendigung Ihres mehrwöchigen Trainingsprogramms führen Sie einen Abschlusstest durch. Wenn Sie dabei feststellen, dass Sie Ihre Trainingsziel nicht erreicht haben, müssen Sie Ihr Programm deutlich umstellen und möglicherweise auch Ihre Ziele unter realistischeren Gesichtspunkten neu festsetzen.

Körperfotos

Anhand von Körperfotos können Sie sich den Ist-Zustand und die körperliche Entwicklung im Verlauf Ihres Trainingsprogramms verdeutlichen. Lassen Sie sich dazu von vorne und von hinten in Unterhose fotografieren, möglichst vor einer weißen Wand. Die Aufnahmen müssen gerade erfolgen und der ganze Körper von Kopf bis Füßen sichtbar sein. Achten Sie darauf, dass Sie gerade stehen, wobei sich die Schultern auf gleicher Höhe befinden und die Arme neben dem Körper nach unten hängen. Die Füße sind etwa hüftbreit auseinander und das Gewicht gleichmäßig auf die Füße verteilt.

Ziele definieren

Als nächstes müssen Sie Ihre persönlichen Trainingsziele festlegen. Dazu nutzen Sie die Ergebnisse der zuvor ausgeführten Tests und die Körperfotos. Zur Verdeutlichung können Sie Ihren Körper auch vor einem großen Spiegel betrachten. Überprüfen Sie Ihre Haltung: Stehen Sie eventuell schief? Bestehen Ungleichgewichte zwischen Muskel und Muskelgegenspieler?, etc. Notieren Sie, was Ihnen an Ihrem Körper gefällt und was nicht. Kritisieren Sie sich aber nicht, sondern versuchen Sie, die Körperformen wahrheitsgemäß zu beschreiben. Akzeptieren und schätzen Sie Unveränderbares, denn es ist das, was Sie als individuelle Person auszeichnet. Beziehen Sie in Ihre Überlegungen auch mit ein, wie viel Zeit für das Training zur Verfügung steht und was in diesem Rahmen erreichbar ist. Aus diesen Überlegungen und unter Berücksichtigung der Testergebnisse leiten Sie Ihre Trainingsziele ab. Treffen Sie diese Entscheidungen realistisch, damit Ihre Ziele auch erreichbar sind. Die Ziele werden nach kurz-, mittel- und langfristiger Ausrichtung gegliedert, da kurzfristige Erfolge dazu motivieren, das Training fortzusetzen.

Wählen Sie nun ein kurzfristiges Trainingsziel aus, auf dessen Erreichen Sie sich in dem nächsten Trainingszyklus konzentrieren. Ein solches Ziel kann beispielsweise eine Leistungsverbesserung in einer oder mehreren Grundübungen sein, ebenso wie eine Körperfettreduktion um einen bestimmten Prozentsatz. Im Verlauf Ihres Trainings müssen Sie sich immer neue kurzfristige Ziele setzen und anhand dieser das jeweilige Trainingsprogramm ausarbeiten.

Trainingsprogramm festlegen

Auf Grundlage des kurzfristigen Trainingsziels legen Sie ein Trainingsprogramm fest, um dieses Ziel bestmöglich zu erreichen. Dieses Buch stellt Ihnen Trainingsprogramme vor, in denen Workouts enthalten sind. Passen Sie die Programme und die Workouts mit fortschreitender Trainingserfahrung an Ihre Trainingsziele an. Ergänzen Sie beispielsweise Übungen in den Workouts und variieren Sie die Dauer und die Intensität des Ausdauertrainings.

Üblicherweise wird ein Trainingsplan über einen Zeitraum von 6–12 Wochen ausgeführt. Eine Trainingszeit von 6 Wochen ermöglicht es, deutliche Ergebnisse festzustellen. Sie sollten aber nicht länger als 12 Wochen nach dem gleichen Programm trainieren, um dem Körper immer neue Trainingsreize zu setzen und eine Leistungsstagnation zu vermeiden.

Wenn es das Ziel ist, eine bestimmte Übungsleistung zu verbessern, z. B. Anzahl der möglichen Klimmzüge, kann auch ein intensives Programm über eine Dauer von 2–4 Wochen sinnvoll sein. Üblicherweise werden aber nur von Fortgeschrittenen Trainingszyklen verwendet, die eine Dauer von 6 Wochen unterschreiten.

Im Trainingsprogramm müssen Sie festlegen, welche Übungen Sie nutzen, wie viele Sätze und Wiederholungen Sie ausführen werden und wie Sie Ihren Wochentrainingsplan aufbauen. Ebenso müssen Sie Ihre Ernährung an die Ziele des Bodyformings anpassen.

Trainingsperiode

Nach Zieldefinition und Festlegung eines Programms beginnen Sie die Trainingsperiode von üblicherweise 6–12 Wochen. Führen Sie in den ersten Trainingseinheiten die Kraftübungen mit eher wenig Gewicht/Intensität aus. Der Körper muss sich erst an die neuen Bewegungsabläufe gewöhnen. Steigern Sie die Gewichte/Intensitäten nicht zu schnell, um keine Überlastung des Körpers zu riskieren. Vermeiden Sie auch intensives Ausdauertraining.

Machen Sie sich zu jeder Trainingseinheit Notizen in Ihrem Trainingsbuch. Halten Sie die ausgeführten Übungen, die Wiederholungen und die Intensitäten für jede Trainingseinheit fest. Auch empfiehlt es sich, Informationen zu den Rahmenbedingungen des Trainings zu notieren, wie Schlaf, Stress und Ernährung, da diese einen entscheidenden Einfluss auf die Trainingsleistungen haben. Anhand dieser Notizen können Sie langfristig die Entwicklung Ihrer Leistungsfähigkeit nachvollziehen.

Der Trainingserfolg muss durch regelmäßige Kontrolltests überprüft werden. Zu diesem Zweck werden die Körpermessungen wiederholt. Es empfiehlt sich, alle 1–4 Wochen eine solche Trainingskontrolle vorzunehmen. Die Ergebnisse werden im Trainingsbuch festgehalten, da sie notwendige Informationen für die Festlegung neuer Trainingsprogramme liefern.

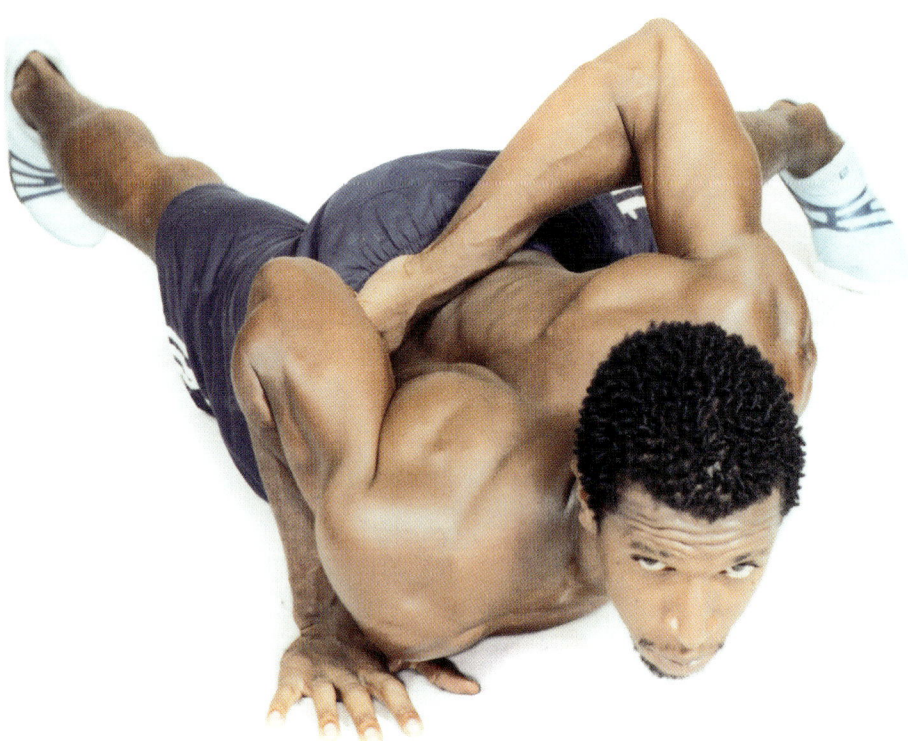

Einen einarmigen Liegestütz perfekt auszuführen, setzt intensives Training über einen langen Zeitraum hinweg voraus.

Wichtige Tipps zur Motivation

In jedem Trainingsprogramm können sich Phasen mit nachlassender Motivation einstellen. Typische Gründe hierfür sind, dass scheinbar nur geringe Fortschritte im Bodyforming erreicht werden, sowie dass das Trainingsprogramm zu intensiv oder eintönig gestaltet ist. Beginnen Sie deshalb Ihr Trainingsprogramm mit einer klaren Zielsetzung und machen Sie den Trainingserfolg durch Notizen zu Körpermaßen und Leistungsfähigkeit sowie Körperfotos sichtbar. Achten Sie darauf, dass Sie Ihren Körper in den ersten Trainingswochen nicht überfordern und darauf, dass Sie das Training abwechslungsreich gestalten. Variieren Sie die Kraftübungen ebenso wie Trainingsstrecken und Intensitäten im Ausdauertraining. Nutzen Sie motivierende Musik oder trainieren Sie mit Trainingspartner.

Wenn sich mal eine Phase nachlassender Motivation einstellen sollte, nutzen Sie Ihre Aufzeichnungen im Trainingsbuch. Machen Sie sich Ihre Ziele zu Beginn des Bodyformings bewusst und was Sie bereits mit dem Training erreicht haben. Dies wird Sie motivieren mit dem Training fortzufahren.

Die Trainingsprogramme in diesem Buch sind so gestaltet, dass zumindest ein Tag pro Woche pausiert und regeneriert wird. Wenn Sie sich sehr müde fühlen, können Sie auch hin und wieder einen zusätzlichen Regenerationstag einlegen. Für das Ernährungsprogramm ist ein Tag pro Woche vorgesehen, an dem Sie Ihre Lieblingsspeisen verzehren können, auch wenn diese nicht dem optimalen Ernährungsplan für das Bodyforming entsprechen. Genießen Sie Regenerationstage ebenso wie Ihre Lieblingsspeisen bewusst, ohne sich dabei ein schlechtes Gewissen einzureden. Fahren Sie dann aber am nächsten Tag wieder motiviert mit dem Trainingsprogramm fort sowie mit gesunder und bedarfsgerechter Ernährung. So können Sie Ihr Bodyforming langfristig erfolgreich durchführen.

Abschlusstest

Am Ende der Trainingsperiode führen Sie einen Abschlusstest aus, wozu Sie die Körperproportionen erneut vermessen. Notieren Sie auch diese Ergebnisse im Trainingsbuch.

Danach beginnen Sie, die nächste Trainingsperiode zu planen. Dazu vergleichen Sie die Testergebnisse der Kontroll- und Abschlusstests mit denen des Eingangstests. Basierend auf diesen Vergleichen und unter Berücksichtigung der langfristigen Trainingsziele bestimmen Sie ein neues kurzfristiges Trainingsziel. Zur Erfüllung dieses Ziels legen Sie einen neuen Trainingszyklus fest. Nutzen Sie bei der Programmfestlegung die Informationen aus dem Trainingsbuch, da diese wichtige Informationen über die Reaktionen des Körpers auf unterschiedliche Trainingsreize liefern. Schließlich beginnen Sie mit der neuen Trainingsperiode und beenden diese wieder mit einem Abschlusstest.

Sie sollten das beschriebene Vorgehen für die Trainingsplanung kontinuierlich fortführen, da es sicherstellt, dass Sie Ihrem Körper fortlaufend neue Trainingsreize setzen und Verbesserungen im Bodyforming erreichen.

3. Trainingsbuch

Die Bedeutung eines Trainingsbuchs wird oftmals unterschätzt. Das neue Trainingsprogramm wird mit Begeisterung aufgenommen, aber ohne Aufzeichnungen über die körperliche Entwicklung bleiben die Erfolge unklar, so dass dann nach einiger Zeit die Motivation für das Trainingsprogramm sowie die Ernährungsumstellung verloren geht. Nutzen Sie deshalb ein Trainingsbuch für Ihr Bodyforming und machen Sie so die Entwicklung Ihres Körpers sichtbar. Sie werden mit den Aufzeichnungen Leistungsstagnationen frühzeitig erkennen und können Maßnahmen dagegen ergreifen. Auch helfen Ihnen diese Informationen, die Reaktionen Ihres Körpers besser zu verstehen, sowie zukünftige Trainingsprogramme effektiver auszuarbeiten. Gestalten Sie die Aufzeichnungen jedoch nicht zu kompliziert, denn sonst ist die Motivation schnell dahin.

Sobald Sie mit dem Bodyforming beginnen, müssen Sie ein Trainingsbuch anlegen. Wenn Sie hingegen die Notizen auf einen späteren Zeitpunkt verschieben, werden Sie wichtige Informationen zu Ihrem Trainingsfortschritt verlieren. Am besten wählen Sie ein Ringbuch oder eine hochwertige Mappe, da dann Blätter zugeheftet und ausgetauscht werden können. Sie können die Buchseiten am Computer nach eigenen Vorstellungen entwerfen, weshalb sich die Größe DIN-A4 für das Trainingsbuch eignet.

In dem Trainingsbuch vermerken Sie zuerst die Körpermessungen und Ihre Trainingsziele vor Aufnahme des Bodyformings. Für jeden Trainingszyklus notieren Sie das kurzfristige Trainingsziel und das darauf aufgebaute Trainingsprogramm sowie eine Checkliste für die Körpermessungen. Außerdem sind detaillierte Trainingspläne für das Ausdauer- und das Krafttraining empfehlenswert. Für jede Trainingseinheit halten Sie Informationen zur erbrachten sportlichen Leistung und zu den Rahmenbedingungen des Trainings fest. Notieren Sie für das Ausdauertraining, welche Sportart Sie ausgeführt haben und wie lange und mit welcher Intensität Sie trainiert haben. Für das Krafttraining nutzen Sie einen Plan, indem Sie Übungen, Intensitäten/Gewichte, Satz- und Wiederholungen notieren können.

Im Folgenden sind Pläne vorgestellt, wie Sie die Aufzeichnungen über einen Trainingszyklus hinweg ausführen können. Die dargestellten Pläne sind als Vorschläge zu verstehen. Passen Sie die Pläne an Ihre Bedürfnisse und Vorstellungen an.

Wichtige Tipps

• **Körpermessungen**
Notieren Sie Körpergewicht, Körperfett und Körpermaße zum Trainingsbeginn und kontrollieren Sie die Ergebnisse in regelmäßigen Abständen, am besten alle 1–4 Wochen. Für eine bessere Übersicht über die körperliche Entwicklung können Sie Gewicht und Körperfett auch täglich morgens und abends messen. Sie können aber nicht täglich Verbesserungen erwarten. Am Ende eines Trainingszyklus führen Sie einen Abschlusstest durch. Führen Sie die Messungen direkt nach dem Aufstehen aus, ohne vorher zu essen oder zu trinken.

• **Trainingsziele**
Sie sollten Ihre Trainingsprogramme in Zyklen von 6–12 Wochen Länge einteilen. Notieren Sie am Anfang eines neuen Trainingszyklus das kurzfristige Trainingsziel, wie die deutliche Verbesserung einer bestimmten Kraftleistung.

Trainingsplan

Datum	morgens	abends	Training	Essen	Anmerkungen
01.09.08	76,4 kg/ 13,8 % KF	77,3 kg/ 13,1 % KF	45 min Laufen	–	2 Bier getrunken
02.09.08	76,3 kg/ 13,8 % KF	77,5 kg/ 12,8 %	Kraft A	+ +	müde Beine
03.09.08					
04.09.08					
05.09.08					
06.09.08					
07.09.08					
08.09.08					
09.09.08					
10.09.08					
11.09.08					
12.09.08					
13.09.08					
14.09.08					

Anmerkungen:

Beachten Sie für die Werte von Körperfett und Gewicht, dass diese von vielen Faktoren abhängig sind. Es ist deshalb nicht der Vergleich von Tag zu Tag entscheidend, sondern die Entwicklung über Wochen und Monate hinweg.

Bei diesem Plan können Sie Ihre Ernährung nach eigenem Empfinden in den folgenden Kategorien bewerten: --, -, 0, +, ++.

Wenn Sie eine deutliche Körperfettreduktion beabsichtigen, können Sie zusätzlich einen Ernährungsplan entwerfen.

Körpermessungen

	Eingangstest	Kontrolltest 1	Kontrolltest 2	Abschlusstest
Datum				
Gewicht				
Körperfett				
Rechter Oberarm				
Linker Oberarm				
Brustmitte				
Taille				
Hüfte				
Rechter Oberschenkel				
Linker Oberschenkel				
Rechte Wade				
Linke Wade				

Ausdauertraining

Datum:				
Ausdauer-Sportart:				
Trainingsdauer:				
Trainingsintensität:				
Trainingsanmerkungen:				

Krafttraining				
Datum:				
Übung:	Satz x Wdh./ Gewicht	Satz x Wdh./ Gewicht	Satz x Wdh./ Gewicht	Satz x Wdh./ Gewicht
K 1: Brustdrücken				
K 4: Nackendrücken				
K 8: Rudern einarmig				
K 23: Beidbeinige Kniebeuge				
K 26: Schulterbrücke				
K 14: Crunch				
K 18: Seitlicher Unterarmstütz				
K 21: Arme und Beine anheben				
Trainingsanmerkungen:				

Anmerkungen:
Dies ist ein Beispielplan für das Ganzkörperprogramm A (siehe Seite 102). Wenn Sie das Din-A4-Format wählen, können Sie weitere Spalten für die Trainingseinheiten ergänzen.

Teil II: Ernährung

Die richtige Ernährung ist die Voraussetzung dafür, dass Sie Ihren Körper entsprechend Ihren Vorstellungen formen können. Es dürfen keine Defizite in der Nahrungsaufnahme entstehen, da Sie ansonsten keine Muskulatur aufbauen können, sich müde fühlen und infektanfällig werden. Wenn Sie hingegen mehr Nahrungsmittel aufnehmen als Ihr Körper benötigt, dann werden Sie Fettdepots bilden. Sie müssen deshalb ein für Sie geeignetes Maß für die Nährstoffzusammenstellung finden, was von Ihrer körperlichen Aktivität und

vom Grundverbrauch des Körpers abhängig ist. Umso besser Ihnen die bedarfsgerechte Ernährungszusammenstellung gelingt, desto schneller werden Sie Erfolge in Ihrem Bodyforming erreichen. Machen Sie sich bewusst, was Sie essen und achten Sie darauf, wie Ihr Körper auf Veränderungen der Nährstoffzusammenstellung reagiert.

Auf den folgenden Seiten lernen Sie die erwiesenen Ernährungsgrundlagen kennen. Nutzen Sie diese als Basis für Ihre individuelle Ernährungszusammenstellung.

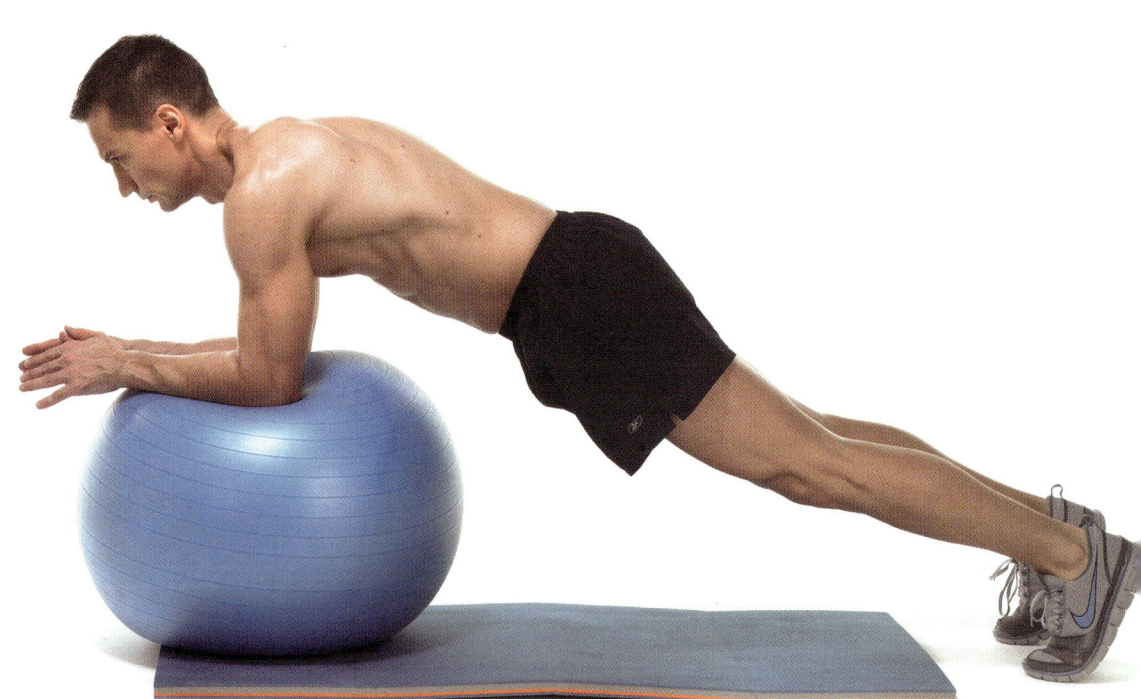

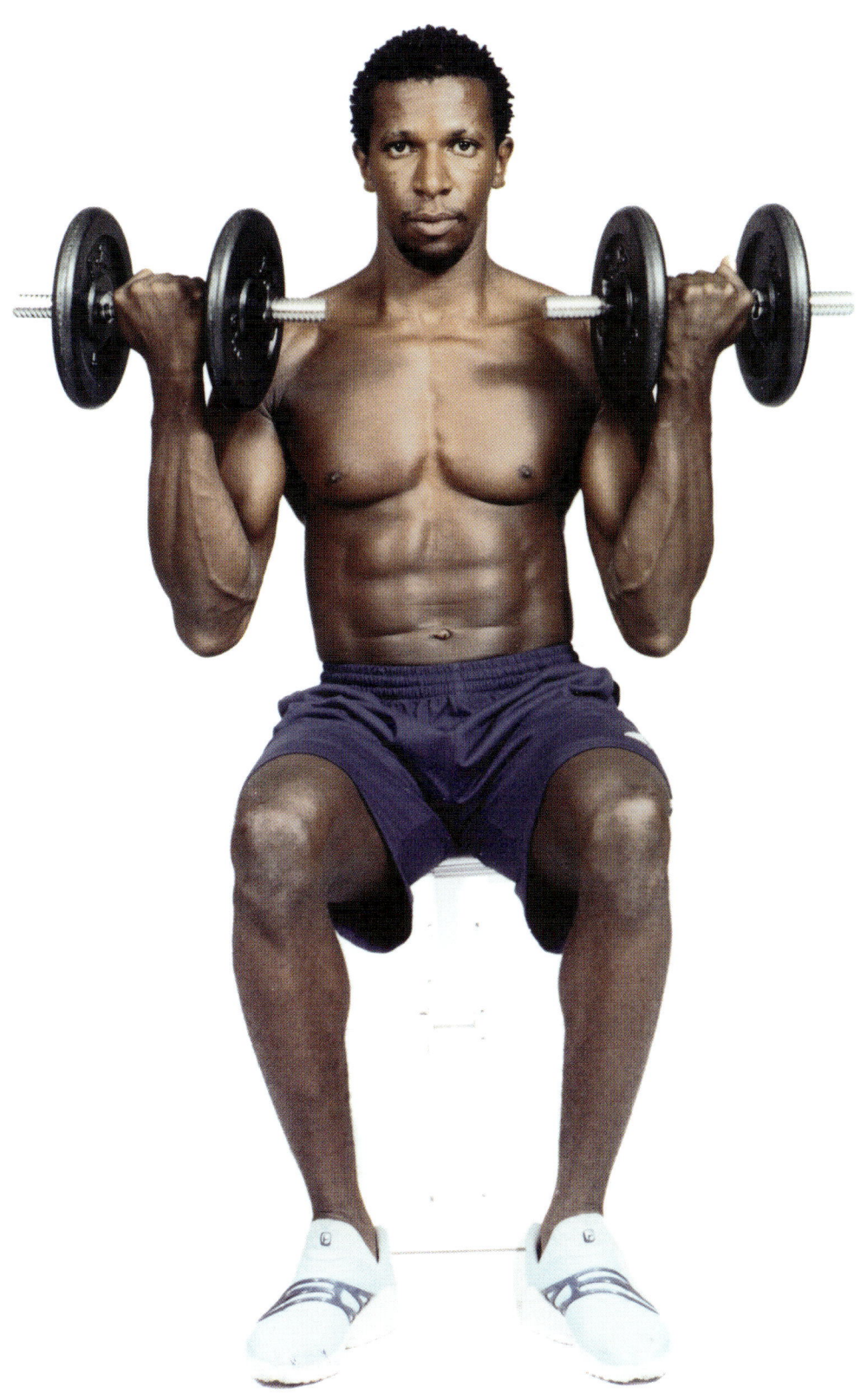

1. Ernährungskonzept

Mit einer gesunden und bedarfsgerechten Ernährung werden Sie Ihre Ziele im Bodyforming erreichen. Sie benötigen keine neuen Diättipps, zweifelhaften Methoden oder gar unterstützende Medikamente, wie sie häufig in den Medien beworben werden. Nutzen Sie die wissenschaftlichen Erkenntnisse, die sich mittlerweile bei einer Vielzahl von Männern als erfolgreich erwiesen haben. Wichtig ist beim Bodyforming, dass Sie die Prinzipien der Ernährung verstehen und diese an Ihre individuellen Erfordernisse anpassen. Auch die regelmäßige Gewichtskontrolle und das Überprüfen der Körper-proportionen mit dem Maßband sind notwendig, um sicherzustellen, dass sich die gewünschten Ergebnisse einstellen. Prüfen Sie auf den Nahrungsverpackungen deren Zusammenstellung und entwickeln Sie so eine Vorstellung darüber, welche Nahrungsmittel sich für Sie eignen und welche Sie besser von Ihrer Ernährungsliste streichen. Eine genaue Protokollierung der Ernährung ist im Normalfall überzogen, denn umso aufwendiger die Maßnahmen beim Bodyforming werden, desto größer wird die Gefahr, dass Sie das Interesse daran verlieren und aufgeben.

Ernährungsprinzipien

Nutzen Sie die folgenden Ernährungsprinzipien, um ein erfolgreiches Bodyforming sicherzustellen.

• Kohlehydrate reduzieren und vor allem morgens verzehren
Essen Sie morgens eine große Menge komplexer Kohlehydrate, damit Sie sich fit fühlen und Energie und Kraft für die Tagesaufgaben besitzen. Auch am Mittag können Sie noch Kohlehydrate aufnehmen, wohingegen Sie zum Abend hin die Kohlehydrate möglichst streichen sollten. Auf einfache Kohlehydrate sollten Sie weitestgehend verzichten.

• Am Abend wenig essen
Am Abend sollten Sie generell wenig essen. Eine kleine eiweißhaltige Mahlzeit ist empfehlenswert, Kohlehydrate sowie Fette sind hingegen zu minimieren. Wenn Sie jedoch am Abend trainieren, können Sie im Anschluss daran zumindest eine geringe Menge Kohlehydrate essen, da Sie sich sonst sehr müde und schlapp fühlen.

• Hoher Eiweißanteil
Muskelaufbau in Verbindung mit einer Körperfettreduktion erfordert es, dass Sie eine große Eiweißmenge aus fettarmen Nahrungsmitteln über den Tag verteilt aufnehmen. Wenn Sie hingegen zu wenig Eiweiß verzehren, ist es nicht sichergestellt, dass Sie Ihre Ziele im Bodyforming erreichen. Sie können sich an der Menge von zwei Gramm Eiweiß pro Kilo Körpergewicht orientieren, wobei es lohnt, dass Sie die Menge hin und wieder grob überprüfen. Eine genaue Protokollierung hingegen ist für Freizeitsportler zumeist überzogen. Es genügt, wenn Sie darauf achten, dass die Mahlzeiten am Morgen, Mittag und Abend jeweils eine große Eiweißportion enthalten. Sie können beispielsweise morgens zwei Eier essen, mittags ein Stück Fisch oder Putenbrust und abends eine Portion Hüttenkäse.

• **Fette minimieren, aber nicht auf wertvolle Fette verzichten**

Achten Sie darauf, dass Sie den Fettanteil in der Ernährung minimieren. Nutzen Sie beispielsweise fettarme Milch zum Müsli. Die Frühstückseier können Sie kochen oder mit möglichst wenig Öl in der Pfanne zubereiten. Wenn Sie nicht auf die Butter auf dem Frühstücksbrötchen verzichten können, dann halten Sie die Menge möglichst gering. Besser aber Sie nutzen Hüttenkäse als Aufstrich und streichen über den Käse etwas Marmelade oder Honig. Auf wertvolle Öle, wie sich diese beispielsweise im Olivenöl befinden, sollten Sie jedoch nicht verzichten.

• **Viel trinken**

Körperfettreduktion und gesteigerte sportliche Aktivität erfordern, dass Sie erheblich mehr trinken, als Sie bisher gewohnt sind. Trinken Sie viel mineralhaltiges Wasser, das erste Glas bereits am Morgen nach dem Wiegen. Auch vor jeder Mahlzeit sollten Sie ein Glas Wasser trinken, was Ihnen hilft, weniger und bewusster zu essen. Sie müssen sich nicht darüber sorgen, dass Sie zu viel Wasser trinken könnten.

• **Ein Genusstag pro Woche**

Reservieren Sie sich einen Tag pro Woche, um zu genießen und sich zu belohnen. An diesem Tag gönnen Sie sich auch Nahrungsmittel, die eigentlich nicht dem für das Bodyforming optimalen Ernährungsplan entsprechen, wie Bier, Hamburger, Schokolade, Eiscreme oder Pizza. Genießen Sie Ihre Belohnung ohne schlechtes Gewissen. Sie sollten es allerdings auch an diesem Tag nicht mit dem Belohnen übertreiben.

Wenn Sie eine deutliche Körperfettreduktion innerhalb einer kurzen Zeitspanne von beispielsweise 4–6 Wochen planen, dann verzichten Sie auf den Genusstag in dieser Phase. Dies sollte aber nicht der Regelfall sein, denn sonst würde sich das Bodyforming zu einem Stressfaktor entwickeln, der Sie irgendwann zum Abbruch treibt.

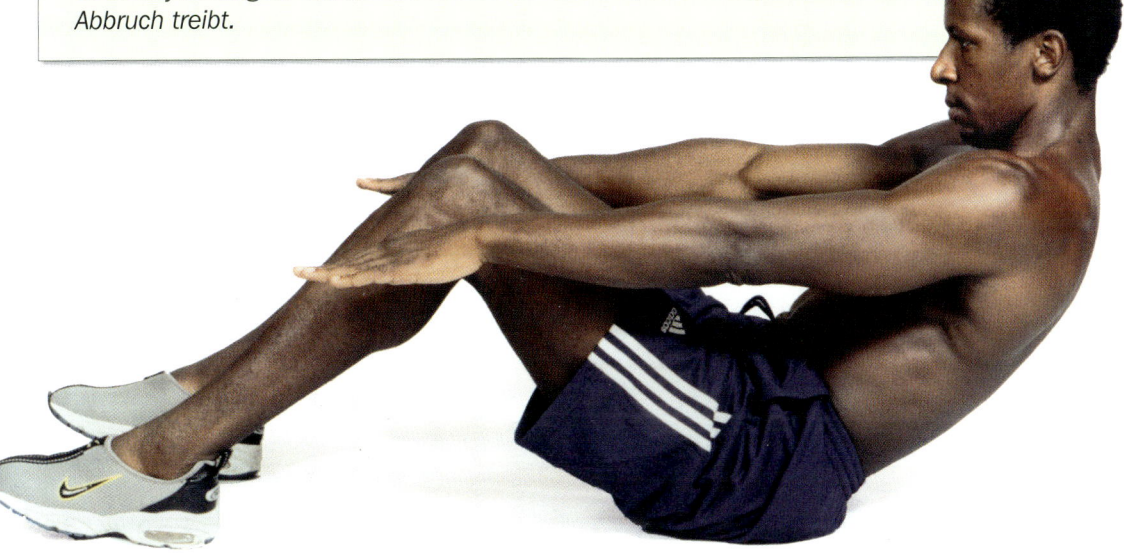

2. Bestandteile der Ernährung

Die aufgenommene Nahrung wird im Stoffwechselprozess in Nährstoffe umgewandelt, so dass sie als Energie und für den Aufbau von körpereigenem Gewebe zur Verfügung steht. Kohlenhydrate, Fette, Eiweiße, Vitamine, Mineralstoffe und Wasser sind Nährstoffe, die vom Körper verwertet werden können. Kohlenhydrate und Fette dienen hauptsächlich der Energieversorgung. Das Eiweiß wird vorwiegend als Baustoff des Körpers genutzt. Primärfunktion der Vitamine und Mineralstoffe ist die Regulierung des Stoffwechsels. Das Wasser transportiert die Substanzen im Körper und reguliert die Körperwärme.

Der optimale Ernährungsplan fällt für jeden Mann etwas unterschiedlich aus. Er ergibt sich aus der körperlichen Aktivität, der Muskelmasse und der Körpergröße. Als Orientierung für den Grundnährstoffbedarf gilt die Faustregel, dass der Anteil an Kohlehydraten bei etwa 60 Prozent liegen soll, der von Fetten bei etwa 30 Prozent und der von Eiweiß bei etwa 10 Prozent. Als Fitnesssportler können Sie sich an dieser Ernährungszusammenstellung orientieren, doch müssen Sie diese an Ihren Bedarf anpassen. Intensives Bodyforming erfordert, dass Sie einen etwas höheren Eiweißanteil zu sich nehmen, damit die Muskulatur aufgebaut werden kann.

Auf den Verpackungen der Nahrungsmittel finden Sie üblicherweise die sich darin befindende Nährstoffzusammenstellung. Lesen Sie hin und wieder die Produktbeschreibungen, um sich einen Überblick über die eigene Ernährung zu verschaffen. Hingegen ist eine genaue Überprüfung und Auswertung der Ernährung sehr aufwendig und deshalb für Fitnesssportler überzogen.

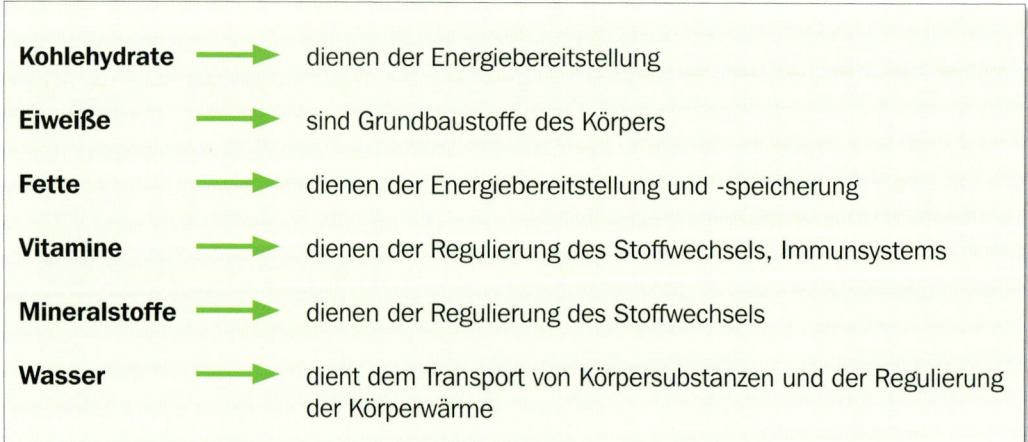

Kohlehydrate	→	dienen der Energiebereitstellung
Eiweiße	→	sind Grundbaustoffe des Körpers
Fette	→	dienen der Energiebereitstellung und -speicherung
Vitamine	→	dienen der Regulierung des Stoffwechsels, Immunsystems
Mineralstoffe	→	dienen der Regulierung des Stoffwechsels
Wasser	→	dient dem Transport von Körpersubstanzen und der Regulierung der Körperwärme

Kohlehydrate

Kohlehydrate umfassen Zucker und Zucker-verbindungen, die als Grundnährstoffe die wichtigste Energiequelle des Organismus darstellen.

Man unterscheidet einfache, kurzkettige Kohlehydrate und komplexe, langkettige Kohlehydrate. Die einfachen Kohlehy-drate werden dem Körper schnell zugeführt. Ebenso schnell werden sie vom Organismus verarbeitet und verbraucht, wodurch Verlan-gen nach neuer Nahrung entsteht. Für die Umwandlung der komplexen Kohlehydrate hingegen benötigt der Organismus mehr Zeit. So wird die Energie dem Körper langsam zu-geführt, weshalb die komplexen Kohlehydrate über einen langen Zeitraum hinweg sättigend wirken. Einfache Kohlehydrate befinden sich beispielsweise in Süßigkeiten und Limonade; komplexe Kohlehydrate in Nudeln, Brot, Reis und Kartoffeln.

Empfehlenswert sind komplexe Kohlehy-drate auf vollwertiger Basis, wie Vollkornbrot, -reis und -nudeln. Der Kohlehydratanteil bei vollwertigen Nahrungsmitteln ist zwar nicht höher als bei ausgemahlenen, jedoch ent-hält die Vollwertkost einen höheren Anteil an Vitaminen und Mineralstoffen. Auch werden Sie feststellen, dass eine vollwertige Ernäh-rung nachhaltiger sättigt. Greifen Sie deshalb möglichst oft auf vollwertige Kohlehydrate zurück. Allerdings sollten Sie die Umstellung Ihrer Essgewohnheiten langsam vornehmen, da sich der Körper erst an die Verdauung voll-wertiger Kohlehydrate gewöhnen muss.

Wenn die Aufnahme höher als der Ver-brauch von Kohlehydraten ist, werden die überschüssigen Kohlehydrate als Fettpolster gespeichert. Dabei verbraucht die Umwand-lung einen erheblichen Teil der aufgenommen Kohlehydrate.

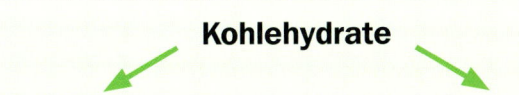

Kohlehydrate

Einfache Kohlehydrate

z. B. enthalten in Süßigkeiten wie Torten, Schokolade und Limonade

Komplexe Kohlehydrate

z. B. enthalten in Nudeln, Brot und Reis. Besonders wertvoll sind komplexe Kohle-hydrate in Vollkornprodukten wie Vollkorn-reis und -brot

Eiweiße

Eiweiße, auch Proteine genannt, sind die Grundbausteine unseres Körpers. Haut, Muskeln, Haare, Sehnen und Bänder bestehen aus Proteinverbindungen. Proteine werden im Organismus fortlaufend auf-, ab- und umgebaut. Sie sind notwendig für die Reparatur der Körperzellen, für den Muskelaufbau und für das Immunsystem.
Proteine sind aus verschiedenen Aminosäuren zusammengesetzt. Acht essenzielle Aminosäuren müssen dem Körper zugeführt werden;

14 Aminosäuren kann er selbst herstellen. Zahlreiche Proteine befinden sich in Fisch und Milchprodukten. Ebenso ist in Fleisch viel Protein enthalten, jedoch oftmals auch viel Fett. Wenn Sie mehr Eiweiß aufnehmen als Sie benötigen, wandelt der Organismus dies in Körperfett oder bei Kohlehydratmangel in Glucose um. Sie müssen dem Körper täglich Eiweiß zuführen, da ansonsten der Körper auf Muskeleiweiß zurückgreift und dadurch Muskulatur abbaut.

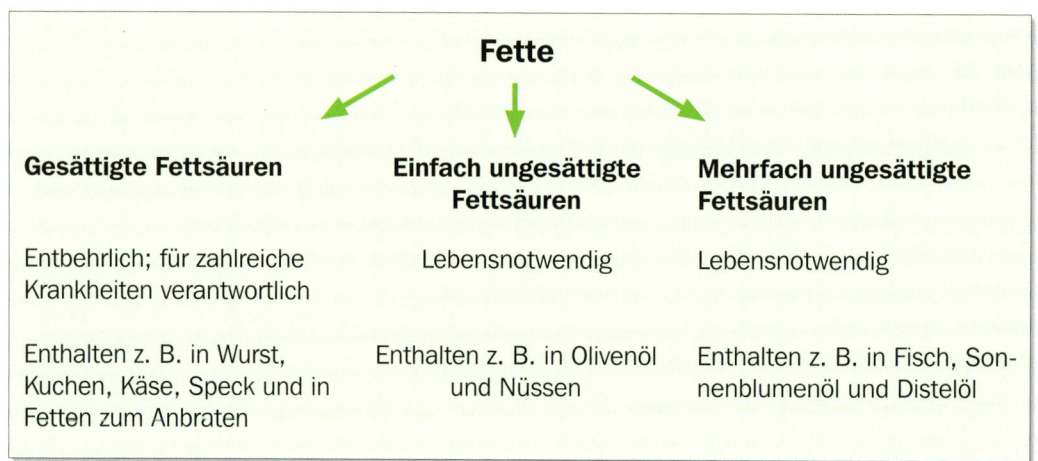

Fette		
Gesättigte Fettsäuren	**Einfach ungesättigte Fettsäuren**	**Mehrfach ungesättigte Fettsäuren**
Entbehrlich; für zahlreiche Krankheiten verantwortlich	Lebensnotwendig	Lebensnotwendig
Enthalten z. B. in Wurst, Kuchen, Käse, Speck und in Fetten zum Anbraten	Enthalten z. B. in Olivenöl und Nüssen	Enthalten z. B. in Fisch, Sonnenblumenöl und Distelöl

Fette

Fette sind konzentrierte Energielieferanten und ebenso wie alle anderen Nährstoffe für den Körper lebensnotwendig. Die Qualität der Fette lässt sich anhand der enthaltenden Fettsäuren unterscheiden. Demnach unterscheiden wir in gesättigte, einfach ungesättigte und mehrfach ungesättigte Fettsäuren. Von den gesättigten Fettsäuren sollten Sie so wenig wie möglich zu sich nehmen, da deren häufige Einnahme die Blutfettwerte negativ beeinflusst und zu erhöhten Cholesterinwerten führen kann. Gesättigte Fettsäuren sind daran zu erkennen, dass sie bei Zimmertemperatur feste Konsistenz besitzen, wie Butter und Speck. Aus Gesundheitsaspekten

sind insbesondere Transfette bedenklich, z. B. Frittierfette.
Unentbehrlich sind hingegen einfach ungesättigte Fettsäuren und mehrfach ungesättigte Fettsäuren. Diese Fette müssen dem Körper zugeführt werden, da er sie nicht selbst bilden kann. Einfach ungesättigte Fettsäuren befinden sich z. B. in Olivenöl und Nüssen. Mehrfach ungesättigte Fettsäuren sind z. B. in Sonnenblumenöl, Distelöl und Fisch enthalten. Ersetzen Sie gesättigte Fettsäuren durch einfach ungesättigte und mehrfach ungesättigte Fettsäuren. Beim Zubereiten von Speisen können Sie beispielsweise Margarine und Butter durch hochwertige Öle ersetzen.

Kraft- und Ausdauertraining bewirkt, dass Sie mehr Fett als gewöhnlich verbrauchen. Trotzdem müssen Sie die Fettmenge in Ihrer Ernährung nicht bewusst erhöhen. Das folgt daraus, dass Sie durch das Training auch einen höheren Bedarf an Eiweiß und häufig auch an Kohlehydraten decken müssen. Dabei steigt gleichzeitig die aufgenommene Fettmenge, da sich in den meisten Nahrungsmitteln Fette befinden. Stattdessen sollten Sie bei Ihrer Ernährung auf genügend Eiweiß und eine große Menge komplexer Kohlehydrate achten. Wenn Sie das Trainingsziel Körperfettreduktion verfolgen, müssen Sie außerdem beachten, dass fettarme Ernährung alleine nicht genügt. Abnehmen können Sie nur, wenn Sie regelmäßig eine negative Kalorienbilanz erreichen.

Vitamine

Vitamine sind organische Verbindungen, die an den zahlreichen Stoffwechselprozessen beteiligt sind und unser Immunsystem schützen. Bereits geringe Veränderungen an dem im Körper vorhandenen Vitaminbestand haben weitreichende Auswirkungen. Das Vitamin C stärkt beispielsweise das Immunsystem, weshalb sich bei einer Erkältung oder bei einer deutlichen Steigerung der Trainingsintensität die erhöhte Einnahme von Vitamin C empfiehlt. Es gibt aber auch Vitamine, deren erhöhte Zufuhr negative Auswirkungen hat. Aus diesem Grund sollten Sie nicht unbedacht auf die zahlreichen im Handel erhältlichen Vitaminpräparate zurückgreifen.

Essen Sie möglichst oft reif geerntetes Obst aus Ihrer Region, da das Obst dann die meisten Vitamine enthält. Bei importiertem Obst hingegen ist der Vitamingehalt geringer, weil es frühzeitig geerntet wird, um den langen Transportweg überstehen zu können. Es ist unproblematisch, wenn Sie an einem Tag nur wenige Vitamine einnehmen, sofern dies nicht zum Regelfall wird. Ausschlaggebend für die Vitaminbilanz ist die Einnahme über mehrere Tage, weshalb Sie am nächsten Tag wieder frisches Obst verzehren müssen.

Mineralstoffe

Mineralstoffe sind am Aufbau der Knochensubstanz und an zahlreichen Stoffwechselvorgängen im Körper beteiligt, beispielsweise an der Regulierung des Wasserhaushaltes. Zu den Mineralstoffen gehören z. B. Natrium, Kalium, Kalzium und Magnesium. Zu den Mineralstoffen mit geringem Vorkommen im Körper – den so genannten Spurenelemente – werden u. a. Eisen, Flur, Zink, Selen und Jod gezählt.

Mineralstoffe haben keine leistungsfördernde Wirkung. Deshalb ist es nicht sinnvoll, erhöhte Mengen bei normaler körperlicher Belastung einzunehmen. Zur Deckung des normalen Mineralstoffbedarfs genügt eine ausgewogene Ernährung.

Wenn Sie über einige Wochen sehr intensiv trainieren, können Nahrungsergänzungen sinnvoll sein, da ein Mangel an Mineralstoffen zu körperlichen Beeinträchtigungen führt. Magnesiummangel verursacht beispielsweise Muskelkrämpfe und ein Zinkmangel führt zu erhöhter Infektanfälligkeit. Achten Sie deshalb bei deutlicher Trainingssteigerung auf eine ausreichende Versorgung mit Zink, Magnesium und auch mit Eisen.

Wasser

Im menschlichen Körper befindet sich ein Wassergehalt von 50 bis 70 Prozent. Wasser ist Transportmittel von Nährstoffen und reguliert die Körpertemperatur durch die Abgabe von Schweiß. Die Wärme wird durch die Schweißverdunstung an der Hautoberfläche freigesetzt. Training erhöht die Körperwärme, wodurch dann die Schweißabgabe steigt. Die Menge ist abhängig von Trainingsintensität, Außentemperatur und Luftfeuchtigkeit.

Trinken Sie am Tag mindestens zwei Liter Flüssigkeit, wozu sich Wasser am besten eignet. Sie können jedoch auch deutlich mehr trinken, da das keine negativen Auswirkungen hat. Koffeinhaltige oder alkoholhaltige Getränke hingegen sind zum Einhalten der Wasserbilanz ungeeignet, da sie bewirken, dass vermehrt Wasser ausgeschieden wird. Durch die intensive körperliche Belastung beim Fitnesstraining, steigt die Schweißabgabe deutlich. Trinken Sie deshalb auch während des Trainings, da ansonsten die Gefahr besteht, dass der Körper dehydriert. Beim Schwitzen werden auch erhöht Mineralstoffe ausgeschieden, weshalb Sie am besten mineralhaltiges Wasser aufnehmen.

Ernährungsbasis

• **Großer Anteil komplexe Kohlehydrate**

Ein großer Teil der Ernährung sollte aus Kohlehydraten bestehen, wie diese beispielsweise in Kartoffeln, Nudeln und Brot enthalten sind. Essen Sie möglichst oft Vollkornprodukte. Verzichten sollten Sie hingegen weitestgehend auf Einfachzucker, der z. B. in Süßigkeiten enthalten ist. Diese bewirken nur eine kurzzeitige Sättigung und führen anschließend zu Heißhungerattacken.

Welche Menge kohlehydratreicher Nahrungsmittel für Sie geeignet ist, hängt von Ihrer körperlichen Aktivität und Ihren Trainingszielen ab. Wenn Sie mit Ihrem Körperfettanteil zufrieden und im Training fit und leistungsbereit sind, haben Sie für sich ein geeignetes Ernährungsmaß gefunden. Wenn Sie hingegen Ihren Körperfettanteil reduzieren wollen, schränken Sie zuerst den Konsum von gesättigten Fettsäuren ein, bevor Sie damit beginnen, die Kohlehydratzufuhr zu verringern.

• **Fettarme Eiweißprodukte**

Als Eiweißlieferanten nutzen Sie fettarme Produkte, wie Magerquark, Thunfisch und fettarmes Rindfleisch. Auch Molkeeiweiß (Whey), das in Pulverform im Fachhandel erhältlich ist, hat einen sehr hohen Eiweiß- und nur einen sehr geringen Fettanteil. Insbesondere für den Muskelaufbau bei Fortgeschrittenen ist es ein wichtiges Produkt, um die benötigte Eiweißmenge zu erreichen.

• **Gesättigte Fettsäuren minimieren**

Achten Sie auf eine fettarme Ernährung, wobei es gilt, insbesondere die gesättigten Fettsäuren zu vermeiden. Verzichten Sie deshalb möglichst oft auf Produkte wie Wurst, fettreichen Käse, fettes Fleisch, Butter, Speck und Margarine, da in ihnen ein hoher Anteil gesättigter Fettsäuren enthalten ist. Außerdem ist der Konsum von Frittierfetten möglichst zu vermeiden und deshalb auf Produkte aus der Friteuse zu verzichten. Unentbehrlich sind hingegen einfach ungesättigte Fettsäuren und mehrfach ungesättigte Fettsäuren. Essen Sie deshalb Fisch, Nüsse und benutzen Sie wertvolle Öle wie Olivenöl.

• **Abwechslungsreiche Ernährung**

Nahrungsmittel enthalten ganz unterschiedliche Inhaltsstoffe. Achten Sie deshalb auf eine abwechslungsreiche Ernährung. Essen Sie täglich frisches Obst und Gemüse und wechseln Sie immer wieder die Produkte ab. Essen Sie beispielsweise an einem Tag einen Apfel, einige Himbeeren, einen Salat mit Zwiebel, Radieschen und Tomaten. Am nächsten Tag essen Sie eine Birne, ein Stück Melone, eine Karotte und ein großes Stück

Kohlrabi. So erhält Ihr Körper alle wichtigen Vitamine und Mineralstoffe. Ist eine solche Zusammenstellung der Nahrung nicht möglich, beispielsweise weil Sie eine Abneigung gegen große Mengen Rohkost haben, dann empfiehlt sich eine Nahrungsergänzung durch Vitamin- und Mineralprodukte. Auch kann ein intensives Trainingspensum und deutliche Gewichtsreduktion dazu führen, dass Sie Ergänzungspräparate zuführen müssen. Achten Sie dabei ist auf die Versorgung mit Vitamin C, Magnesium, Calcium, Zink und Selen.

• Mindestens zwei Liter Wasser

Trinken Sie viel, mindestens zwei Liter am Tag. Wenn Sie intensiv schwitzen, sich körperlich betätigen oder abnehmen, müssen Sie deutlich mehr trinken. Am besten ist Wasser geeignet, da es keine Kalorien besitzt. Alkohol hingegen ist zum Einhalten des Wasserhaushalts nicht geeignet, da er harntreibend wirkt. Auch hat er schädlichen Einfluss auf den Organismus und liefert keine Nährstoffe. Deshalb sollte er – wenn überhaupt – nur in Maßen genossen werden.

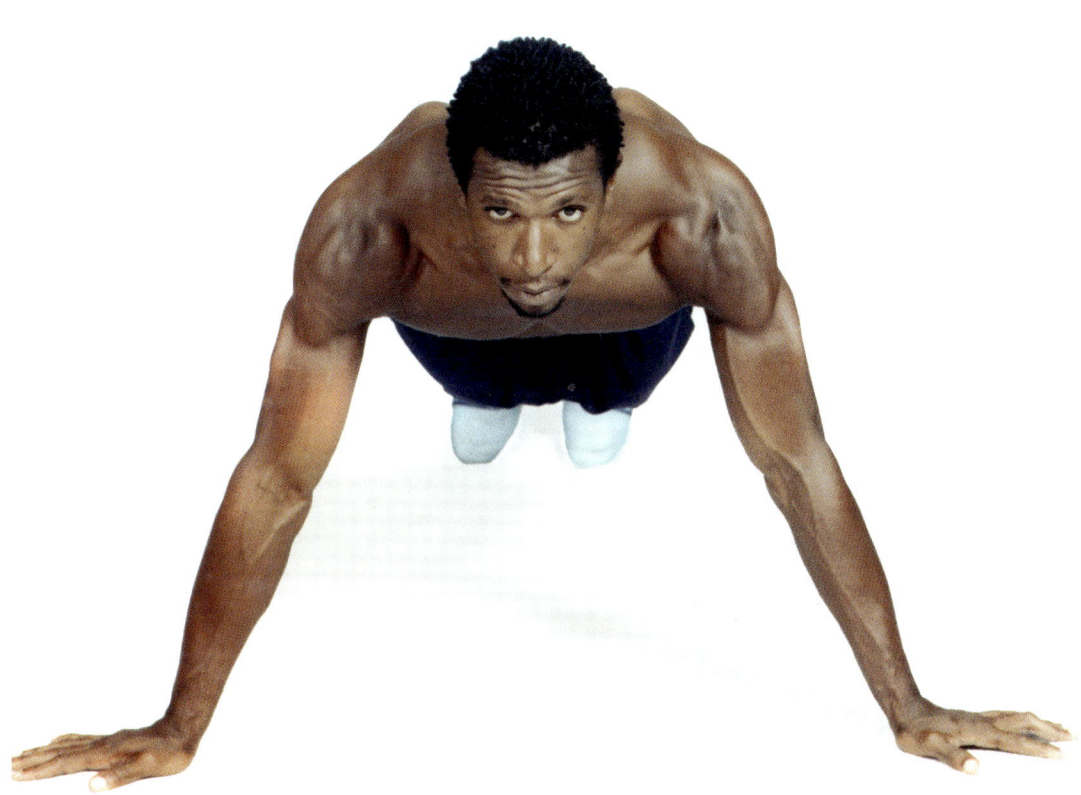

3. Ernährungsplanung

Sie können den folgenden Ernährungsplan nutzen, mit dem zahlreiche Männer gute Erfahrungen gemacht haben und der von Ernährungswissenschaftlern oft empfohlen wird. Beachten Sie bei dem Plan, dass er nur einen Vorschlag darstellt. Je besser Sie das Verhalten Ihres Körpers verstehen lernen, desto erfolgreicher können Sie die für Sie optimale Ernährung zusammenstellen. Nehmen Sie Umstellungen nur schrittweise vor und nicht radikal, damit Sie feststellen können, wie Ihr Körper auf die Veränderungen reagiert.

Wenn Sie jedoch bereits mit Ihrem Körperfettanteil und den Entwicklungen im Rahmen Ihres Bodyformings zufrieden sind, können Sie Ihre Essgewohnheiten beibehalten.

Ernährungsvorschlag

Es hat sich bei vielen Männern gezeigt, dass gute Resultate im Bodyforming mit drei Hauptmahlzeiten erreicht werden: Früh-stück, Mittagessen und Abendessen. Dies bedeutet allerdings nicht, dass Sie dreimal große Mengen verzehren sollen. Verteilen Sie stattdessen die Nahrungsmittel über den Tag und zwar so, dass die Gesamtmenge dem Tagesbedarf entspricht. Außerdem ist es sinnvoll, eine kleine Zwischenmahlzeit zwischen Frühstück und Mittagessen und eine am Nachmittag einzuschieben. Das Abendessen nehmen Sie am besten am frühen Abend ein. Sie können dann zwei bis drei Stunden später noch einen kleinen Snack essen.

Wie Sie die Hauptmahlzeiten optimal zusammensetzen, hängt von Ihrem Lebensstil, Ihrem Trainingsziel und Ihrer Trainingsuhrzeit ab. Hier gilt es, dass Sie durch bewusste Nahrungsaufnahme herausfinden, was sich für Ihren Körper eignet. Als Zwischenmahlzeiten sind kleine Obst-, Gemüse- oder Eiweißsnacks empfehlenswert. Auf Süßigkeiten sollten Sie hingegen verzichten.

	Vorschlag Nahrungsaufnahme Kein Training	Vorschlag Nahrungsaufnahme Training 17–19 Uhr	Vorschlag Nahrungsaufnahme Training 9–11 Uhr
Frühstück	7.00 Uhr	7.00 Uhr	6.30/7.00 Uhr
Snack am Vormittag	10.00 Uhr	10.30 Uhr	–
Mittagessen	12.30 Uhr	13.00 Uhr	11.30/12.00 Uhr
Snack am Nachmittag	15.30 Uhr	16.00 Uhr	15.00 Uhr
Abendessen	18.00 Uhr	19.30/20.00 Uhr	17.30 Uhr
Snack am Abend	20.30 Uhr	–	20.30 Uhr

Wichtige Tipps

• **Ernährung und Training**

Das Muskelaufbautraining erfordert, dass Sie eine ausreichende große Eiweißmenge einnehmen. Dabei ist es empfehlenswert, dass Sie die Eiweißmenge auf die Hauptmahlzeiten verteilen. Wenn Sie hingegen versuchen, Ihren gesamten Eiweißbedarf mit einer Mahlzeit zu decken, wird keine optimale Eiweißversorgung gewährleistet. Außerdem kann Ihr Körper darauf so reagieren, dass Sie Magenschmerzen bekommen und dann eine große Menge wieder ausscheiden, was beispielsweise häufig nach dem Verzehr von viel Magerquark zu beobachten ist. Auch Eiweißpräparate nehmen Sie besser über den Tag verteilt auf.

Nach einer Hauptmahlzeit sollten Sie zwei bis drei Stunden warten, bevor Sie mit einer Trainingseinheit beginnen. Wenn Sie eine intensive Krafttrainingseinheit planen, können Sie vor dem Training noch einen kohlehydratreichen Snack (z. B. eine Banane) verzehren. Auf fetthaltige Nahrung müssen Sie jedoch vor dem Training verzichten.

Während des Trainings müssen Sie viel trinken. Etwa ein halber Liter je Trainingsstunde wird von Ernährungswissenschaftlern empfohlen. Am besten trinken Sie Wasser oder Schorle aus zwei Drittel Wasser und ein Drittel reinem Apfelsaft ohne Zuckerszusatz. Die Aufnahme einer geringen Menge Kohlehydrate ist insbesondere sinnvoll, wenn Sie ein intensives Training mit dem Ziel Muskelaufbau ausführen.

Nach dem Training müssen Sie zuerst die entleerten Kohlehydrate wieder auffüllen. Bei dem vorrangigen Ziel der Körperfettreduktion sollten Sie jedoch nur eine geringe Menge Kohlehydrate einnehmen. Außerdem müssen Sie Ihrem Körper Eiweiß zuführen. Falls Sie keine vollwertige Mahlzeit etwa eine Stunde nach dem Training essen, dann verzehren Sie am besten gleich nach dem Training einen Eiweißdrink oder Eiweißriegel.

• **Keine Diäten**

Viele Männer nutzen die unterschiedlichsten Arten von Diäten, um innerhalb kurzer Dauer den Bauchumfang zu verkleinern. Aber die Radikaldiäten bewirken ebenso wenig wie ein kurzfristig intensives Sportprogramm ohne Ernährungsumstellung. Sie können nur dann Ihr Körperfett und somit Ihren Bauchumfang reduzieren, wenn Sie regelmäßig mit bedarfsgerechter Ernährung und Sport eine negative Tageskalorienbilanz erreichen.

Eine Diät führt dazu, dass der Körper anfängt Energie zu sparen und dazu den Stoffwechselprozess umstellt, um sich der reduzierten Nahrungsmenge anzupassen. Wenn Sie aber zu wenig Eiweiß einnehmen, wandelt Ihr Körper Muskeleiweiß um, da er Eiweiß für Erhalt, Aufbau und Regeneration von Körpersubstanzen benötigt. So verschlechtert sich das Verhältnis von Muskelmasse zum Körperfettanteil. Auch werden Sie aufgrund der mangelnden Energieaufnahme müde und anfällig für Infekte und Verletzungen. Die Resultate einer Radikaldiät sind, dass Wasser ausgeschieden und Muskelmasse abgebaut wird. Innerhalb weniger Tage erreichen Sie so auf der Waage zwar ein deutlich reduziertes Gewicht und können auch eine Verringerung des Bauchumfangs messen, wenn Sie aber wieder normal essen, steigt das Gewicht sprungartig an. Der Körper speichert nämlich möglichst viel Energie in Fettdepots, um für zukünftige Nahrungsaufnahme vorzusorgen. Schnell erreichen Sie wieder das alte Gewicht und überschreiten es sogar bei der gleichen Ernährung, da sich Ihr Energiegrundumsatz durch den Abbau von Muskelmasse verringert hat.

Teil III: Training

In diesem Abschnitt erfahren Sie alles, was notwendig ist, um den Körper erfolgreich zu trainieren und schnelle Ergebnisse im Bodyforming zu erreichen. Es wird darauf abgezielt, den Körper wirkungsvoll zu trainieren, und zwar nach wissenschaftlichen Methoden.

Sie benötigen keine zweifelhaften Trainingsmethoden, mit denen noch bessere Ergebnisse möglich sein sollen. Wenn Sie nach den wissenschaftlich fundierten Methoden mit einem sinnvoll zusammengestellten Programm trainieren, dann erreichen Sie schnell hervorragende Ergebnisse.

Machen Sie sich die Methoden bewusst, mit denen Sie den Körper trainieren sowie die Muskelgruppen, die Sie mit den einzelnen Übungen aktivieren. Innerhalb von nur drei Monaten können Sie hervorragende Ergebnisse im Bodyforming erreichen, wenn Sie die Trainingsprinzipien verstehen und richtig anwenden. Notieren Sie die Entwicklung der Körperproportionen im Trainingsbuch und dokumentieren Sie diese auf Fotos. Die Protokollierung ist wichtig, denn die nachweisbaren Erfolge wirken motivierend und außerdem helfen die Aufzeichnungen Leistungsstagnationen entgegenzusteuern.

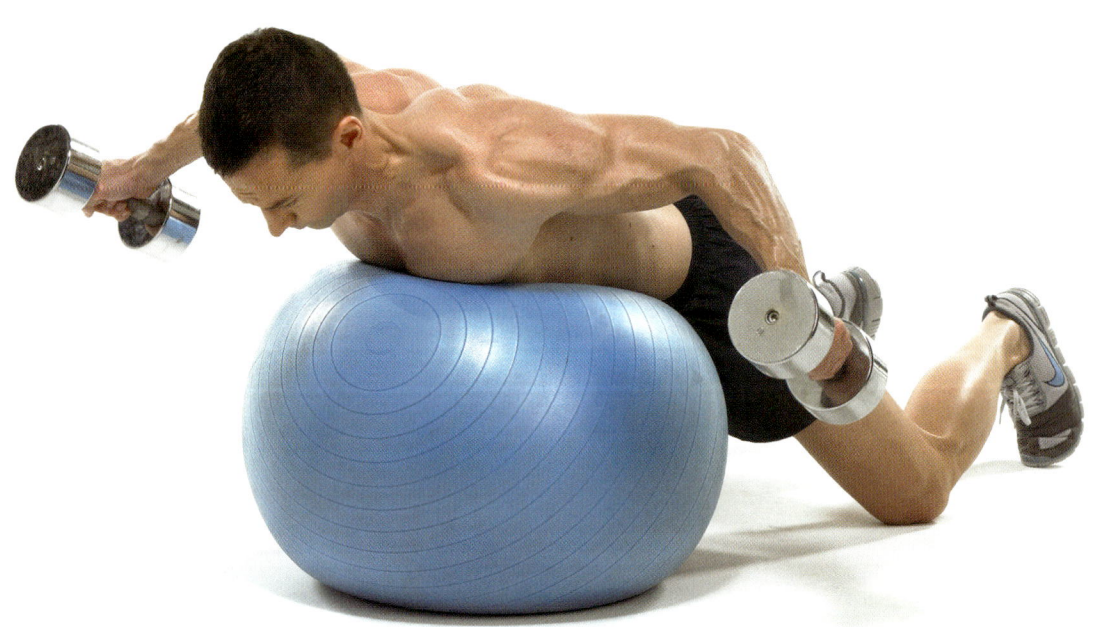

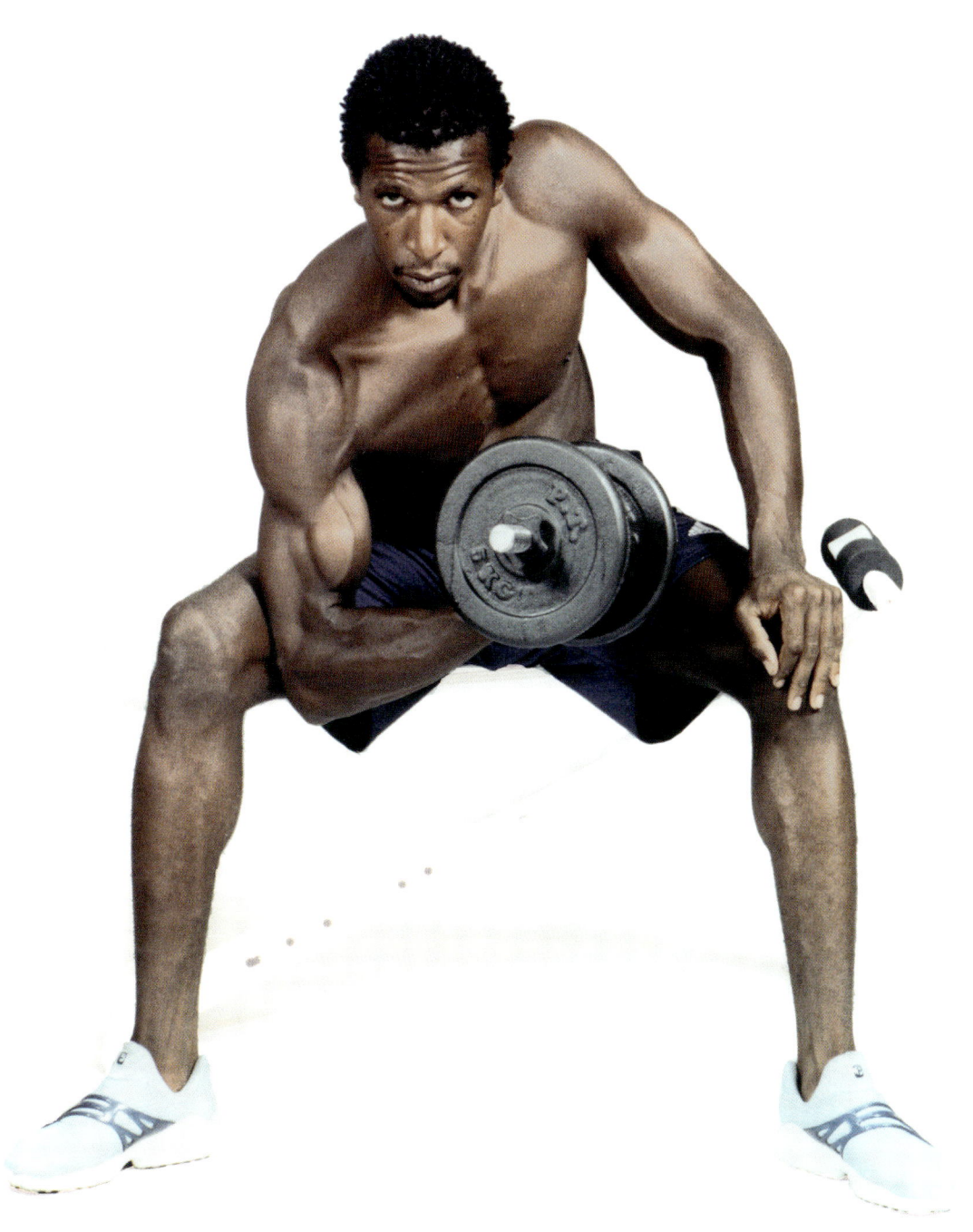

1. Trainingskonzept

Mit der Kombination aus Kraft- und Ausdauertraining, erreichen Sie die besten Resultate im Bodyforming. Das Krafttraining nach einem auf Ihre Anforderungen abgestimmten Fitnessprogramm stellt sicher, dass Sie die gewünschten Effekte beim Muskelaufbau erreichen. Unabhängig davon auf welchen Körperbau Sie hintrainieren: Regelmäßiges Krafttraining ist die Voraussetzung für ein erfolgreiches Bodyforming. Welche Methoden und Übungen sich dazu eignen, erfahren Sie auf den folgenden Seiten. Es werden die besten Grundübungen sowie zahlreiche Varianten vorgestellt. So können Sie daheim ebenso wie im Fitnessstudio erfolgreich trainieren. Wechseln Sie zwischen den Varianten, um das Training abwechslungsreich zu gestalten, den Körper effektiv zu trainieren und Leistungsstagnationen zu vermeiden. Wenn Sie nach einigen Monaten Ihr Training variieren wollen, finden Sie Alternativübungen in den Büchern „Perfektes Workout mit Kleingeräten" (Delp 2008) und „Perfektes Bodyweight-Training" (Delp 2007).

Das Ausdauertraining ist auch ein wichtiger Bestandteil des Bodyformings. Mit dem Ausdauertraining können Sie zusätzlich Kalorien verbrennen und somit schnellere Effekte bei der Körperfettreduktion erreichen. Das gemäßigte Ausdauertraining hat weitere positive Effekte, wie das Absenken von Ruhe- und Belastungspuls. In Folge davon bleiben Sie beim Krafttraining länger fit und regenerieren schneller. Wichtig ist beim Ausdauertraining im Rahmen eines Bodyformings, dass Sie weder zu intensiv noch zu lange trainieren.

Häufig gestellte Frage: Steht Ausdauertraining einem erfolgreichen Muskelaufbautraining entgegen?

Sie müssen sich bei der vorrangigen Zielsetzung Muskelaufbau auf das Krafttraining konzentrieren. Wenn Sie zusätzlich intensives Ausdauertraining betreiben, erfordert das eine längere Regenerationszeit, die den Muskelaufbau hemmt. Ein Ausdauertraining mit gemäßigter Intensität und einer Trainingsdauer von 20–60 Minuten, die abhängig von Ihrem Fitnesszustand ist, führt hingegen zu keinen bedeutenden Einschränkungen beim Muskelaufbau im Rahmen eines Bodyformings.

Beachten Sie auch, dass Sie das Ausdauertraining mit dem Krafttraining abstimmen müssen. Wenn Sie beispielsweise intensives Krafttraining für den Oberkörper am Vortag ausführen, sollten Sie am nächsten Tag nicht Schwimmen als Ausdauersport wählen, da dies zu einer intensiven Belastung für den Oberkörper führen würde und somit die Regeneration der Muskulatur verzögert wäre. Ausgenommen hiervon sind geübte Schwimmer, deren Muskulatur das Schwimmen mit gemäßigter Intensität kaum als belastend wahrnimmt.

Trainingsausrüstung

Für das Bodyforming müssen Sie keine umfangreichen Investitionen tätigen. Die Übungen und deren Varianten können Sie mit Freihanteln und Kleingeräten im Training daheim sowie im Fitnessstudio ausführen. Für das Training daheim benötigen Sie ein Kurzhantelset mit Gewichtsscheiben oder Stretchbänder mit unterschiedlichen Härtegraden. Zusätzlich sind die Anschaffung von Gymnastikball, Sprungseil, Fußgelenksgewichten und Klimmzugstange nach einiger Trainingszeit empfehlenswert.

• Kurzhanteln
Wählen Sie Hanteln, bei denen Sie die Gewichtscheiben schnell austauschen können. Am besten eigenen sich Hanteln mit einem Sternverschluss. Verchromte Hanteln mit einem Gesamtgewicht von 10 kg sind bereits ab zirka 20 EUR erhältlich.

• Stretchband
Ein Stretchband ist ein elastisches Band, das als Widerstand eingesetzt wird. Es gibt Bänder mit verschiedenen Härtegraden. Sie können die Bänder überall mit hinführen und somit an jedem Ort Ihre Fitness fördern. Ein Band können Sie in den großen Kaufhäusern und im Sanitätsfachhandel ab zirka 7 EUR erwerben.

• Gymnastikball
Mit dem Gymnastikball können Sie den Körper intensiv trainieren – wie in der Übung „K 16: Bauchroller". Sie können den Ball auch als beweglichen Untergrund für Übungen mit Stretchband oder Kurzhantel nutzen. Durch den beweglichen Untergrund muss der Körper die Übungsbewegung ausgleichen, wodurch eine intensive Kräftigung der Rumpfmuskulatur erreicht wird. Gymnastikbälle gibt es in unterschiedlichen Größen. Sie sollten eine solche Größe wählen, bei der im Sitz darauf, die Kniegelenkswinkel etwas größer als 90 Grad sind. Ein Ball wird im Fachhandel ab zirka 15 EUR angeboten.

• Sprungseil
Zum Aufwärmen, für das Sprungkrafttraining und für das Ausdauertraining eignet sich der Einsatz eines Sprungseiles. Die einfachsten Modelle sind bereits ab zirka 10 EUR erhältlich. Es gibt auch aufwendigere Modelle, die jeden ausgeführten Sprung mitzählen und erheblich teurer sind.

• Fußgelenksgewichte
Fußgelenksgewichte können Sie zur Intensivierung bei solchen Übungen einsetzen, bei denen die Beine angezogen, abgespreizt oder angehoben werden. Die Fußgelenksgewichte gibt es in unterschiedlichen Gewichtstufen. Die einfachsten und leichtesten Modelle werden ab zirka 7 EUR verkauft.

• Klimmzugstange
Für das Trainieren der Übung „K 7: Klimmzüge" können Sie eine Klimmzugstange nutzen. Die einfachsten Modelle lassen sich im Türrahmen anbringen und sind im Fachhandel ab zirka 20,- EUR erhältlich. Es gibt aber auch weitaus aufwendigere Vorrichtungen mit Wandbefestigung, die für zirka 100 EUR, aber auch erheblich teurer angeboten werden.

2. Muskelkunde

Für ein effektives Muskeltraining müssen Sie wissen, welche Muskelgruppen Sie mit welchen Bewegungen trainieren. Auf den folgenden Seiten lernen Sie die wichtigsten Muskelgruppen für das Krafttraining kennen und erfahren deren Hauptfunktionen. Machen Sie sich bei jeder Übung bewusst, welche Muskelgruppen Sie durch die Übungsbewegung aktivieren und konzentrieren Sie sich auf diese Muskeln. Mit bewusstem Training können Sie die Zielmuskulatur besser aktivieren und erreichen somit die besten Ergebnisse. Auch können Sie mit zunehmender Erfahrung die Übungen variieren und intensivieren und dadurch Ihren individuellen Bedürfnissen besser entsprechen.

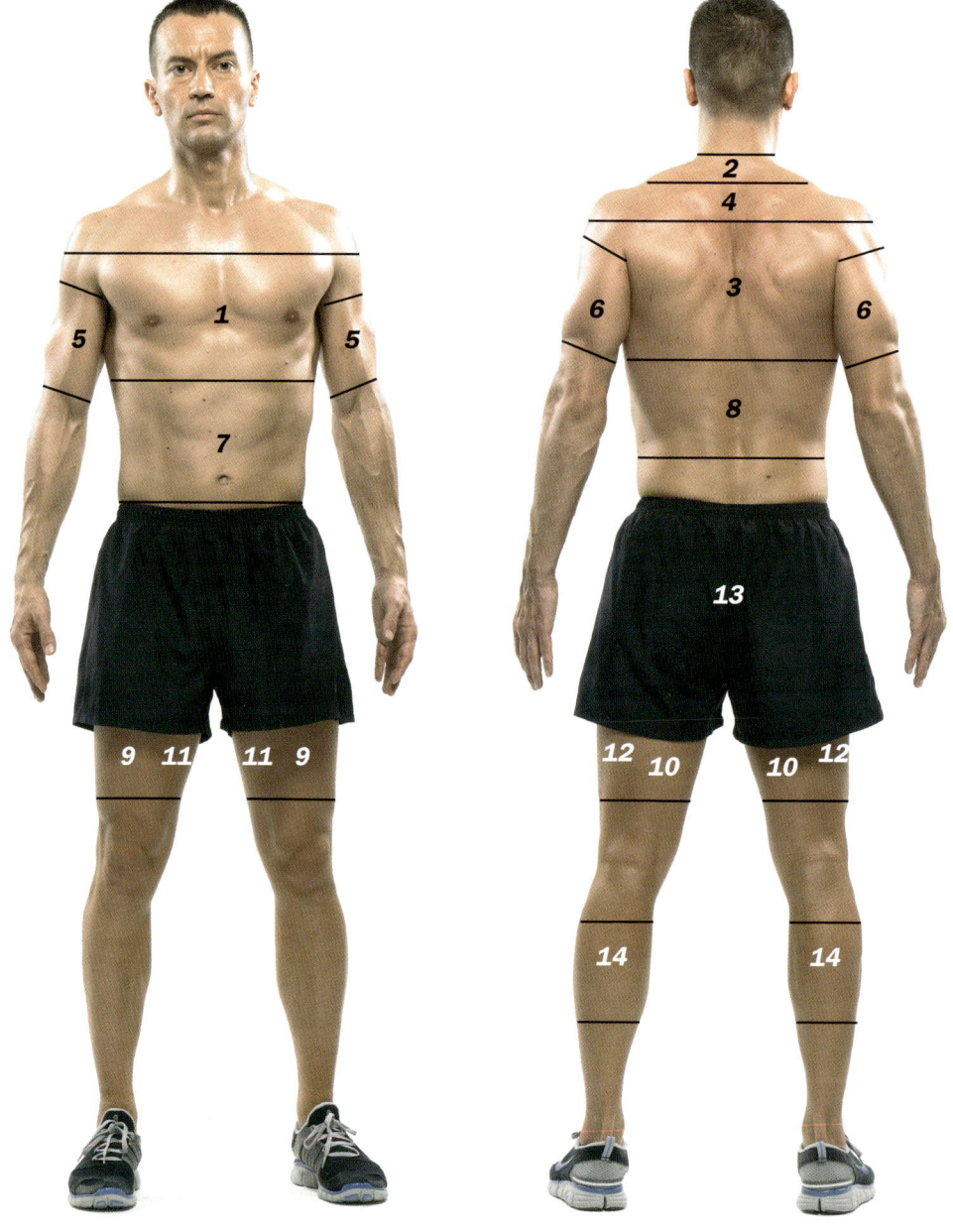

Brustmuskulatur (1)

Der große Brustmuskel bedeckt den Brustkorb und verleiht ihm die Form. Er ist an nahezu allen Bewegungen des Schultergelenks beteiligt. Seine Hauptfunktion ist es, den Arm nach vorne zu drücken (Gegenstück zur oberen Rückenmuskulatur). Mit dem Kräftigen dieser Muskelgruppe entwickeln Sie eine optisch ansprechende Brustform. Bei vielen Männern sind die Schultern nach vorne gezogen. Durch regelmäßiges Dehnen der Brustmuskulatur lässt sich wieder eine gute Körperhaltung erzielen.

Nackenmuskulatur (2)

Die Muskelstränge des Kapuzenmuskels (Trapezius) verlaufen über die Schulter und den oberen Rückenbereich bis hin zum Nacken. Die Hauptfunktionen der Nackenmuskulatur bestehen – je nach Muskelanteil – darin, den Kopf gerade zu halten und ferner die Schultern zu heben, senken und nach hinten zu ziehen. Kräftigen Sie diese Muskulatur, um Ihre Haltung zu verbessern; unter anderem können Sie so ein Doppelkinn korrigieren. Häufiges Arbeiten am Bildschirm verursacht Verspannungen des Nackens, die sich aber durch regelmäßige Dehnübungen beseitigen lassen.

Obere Rückenmuskulatur (3)

Der breite Rückenmuskel gibt dem Rücken seine Form. In starker Ausprägung bildet dieser Muskel die oft gewünschte V-Form. Seine Hauptfunktion ist das Ziehen des Arms nach hinten (Gegenstück zur Brustmuskulatur) oder aus angehobener Position nach unten. Das Kräftigen dieser Muskulatur führt zu einer guten Körperhaltung.

Schultermuskulatur (4)

Diese Muskelgruppe ist auch bekannt als Deltamuskel. Sie umschließt das Schultergelenk und gibt so der Schulter ihre runde Form.

Der Deltamuskel lässt sich in drei Bereiche gliedern: Der vordere Anteil besitzt die Hauptfunktion, den Arm nach vorne zu ziehen; der seitliche Anteil spreizt den Arm vom Körper ab; und der hintere Anteil führt den Arm nach hinten. Trainieren Sie alle drei Anteile, um eine schöne Schulterform zu entwickeln und Fehlstellungen zu verhindern.

Vordere Oberarmmuskulatur (5)

Diese Muskelgruppe ist auch als Bizeps (zweiköpfiger Oberarmmuskel) bekannt. Ihre Hauptfunktion ist das Beugen des Arms im Ellbogengelenk (Gegenstück zur hinteren Oberarmmuskulatur). Das Training führt u. a. zu mehr Kraft beim Anheben und Tragen von Gegenständen. Wichtig ist es aber, dass Sie die vordere und die hintere Oberarmmuskulatur gleichmäßig trainieren, damit sich keine Ungleichgewichte bilden.

Hintere Oberarmmuskulatur (6)

Diese Muskelgruppe ist auch als Trizeps (dreiköpfiger Oberarmmuskel) bekannt. Ihre Hauptfunktion ist das Strecken des Arms im Ellbogengelenk (sie ist das Gegenstück zur vorderen Oberarmmuskulatur). Das ausgewogene Training der vorderen und hinteren Oberarmmuskulatur bildet wohlproportionierte Arme.

Bauchmuskulatur (7)

Diese Muskelgruppe ist besonders wichtig für die Körperhaltung. Ihre Hauptfunktionen sind: das Stabilisieren der Wirbelsäule; ferner das Einrollen, Drehen und Seitwärtsbeugen des Rumpfes (Gegenstück zur Rückenstreckmuskulatur). Kräftigen Sie diese Muskelgruppe, um eine wohlgeformte Körpermitte zu bilden und Rückenbeschwerden vorzubeugen. Sie müssen die Bauchmuskulatur oft trainieren, da sich ihre Kraft schnell verringert. Außerdem müssen Bauch- und untere Rückenmuskulatur ein ausgewogenes Verhältnis bilden.

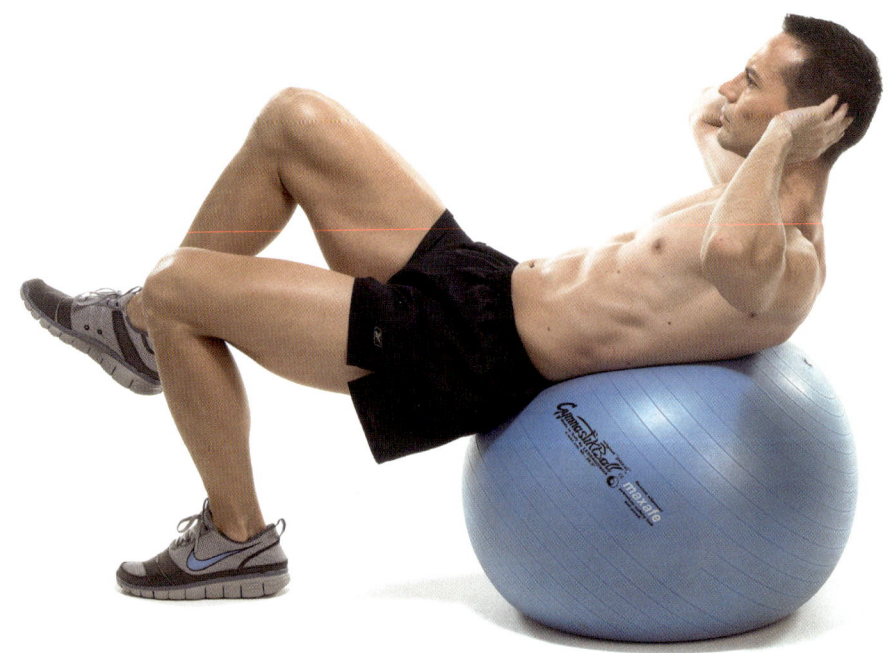

Intensives Bauchmuskeltraining mit dem Gymnastikball.

Untere Rückenmuskulatur (8)

Diese Muskelgruppe ist auch als Rückenstreckmuskulatur bekannt. Sie verläuft in zwei Strängen vom Becken entlang der Wirbelsäule. Ihre Hauptfunktionen bestehen darin, die Wirbelsäule zu stabilisieren und den Rumpf aus einer gebeugten Haltung aufzurichten (Gegenstück zur Bauchmuskulatur). Mit regelmäßigem Training erreichen Sie eine gute Haltung und beugen Rückenbeschwerden vor. Das setzt aber voraus, dass Sie Rücken- und Bauchmuskulatur gleichmäßig kräftigen. Wenn Sie hingegen die Bauchmuskulatur vernachlässigen, zieht sich der Rücken zu einem Hohlkreuz zusammen, was Rückenverspannungen und Schmerzen zur Folge hat.

Vordere Oberschenkelmuskulatur (9)

Diese Muskelgruppe ist auch als vierköpfiger Oberschenkelmuskel bekannt. Ihre Hauptfunktion ist das Strecken des Kniegelenks (Gegenstück zur hinteren Oberschenkelmus-

kulatur). Außerdem stabilisiert sie gemeinsam mit der hinteren Oberschenkelmuskulatur das Kniegelenk. Regelmäßiges Training bildet eine wohlgeformte Kontur. Es ist wichtig, dass Sie vordere und hintere Oberschenkelmuskulatur kräftigen, damit sich die beiden Muskelgruppen im Gleichgewicht befinden und das Knie optimal schützen.

Hintere Oberschenkelmuskulatur (10)

Die Oberschenkelrückseite umfasst drei Muskeln, die sich von der Hüfte (Sitzbein) bis zur Wade ziehen. Ihre Hauptfunktionen bestehen im Beugen des Kniegelenks (Gegenstück zur vorderen Oberschenkelmuskulatur) und im Aufrichten des Beckens. Bei vielen Männern ist diese Muskulatur verkürzt. Auch wird bei einigen Sportarten die vordere Oberschenkelmuskulatur intensiver gekräftigt als die hintere, wodurch ein Muskelungleichgewicht entsteht, das Kniebeschwerden zur Folge hat. Dehnen und Kräftigen Sie regelmäßig die hintere Oberschenkelmuskulatur, um solche Probleme zu vermeiden.

Innere Oberschenkelmuskulatur (11)

Dieser Bereich umfasst die Muskeln an der Innenseite des Oberschenkels, welche auch Adduktoren (Schenkelanzieher) genannt werden. Ihre Hauptfunktion besteht darin, das Bein nach innen zu ziehen. Außerdem stabilisieren sie als Gegenstück zur äußeren Oberschenkelmuskulatur das Standbein und verhindern im Grätschstand, dass der Körper nach unten sackt. Aufgrund dieser Stabilisierungsfunktionen ist es notwendig, dass Sie diese Muskulatur kräftigen. Ebenso müssen Sie aber auch die äußere Beinmuskulatur trainieren, damit diese beiden Muskelgruppen im Gleichgewicht bleiben. Dehnen Sie auch die Adduktoren, da sie zur Verkürzung neigen.

Äußere Oberschenkelmuskulatur (12)

Dieser Bereich umfasst diejenigen Muskeln, die von der Außenseite des Beckens über die Außenseite des Oberschenkels bis hin zum Knie verlaufen. Diese Muskeln werden auch Abduktoren (Schenkelabspreizer) genannt. Ihre Hauptfunktionen bestehen darin, das Bein abzuspreizen und es im Stand zu stabilisieren (Gegenstück zur inneren Oberschenkelmuskulatur). Trainieren Sie regelmäßig die Abduktoren, da diese Muskeln zur Abschwächung neigen. Das Training dient nicht nur der Vorbeuge von Knieverletzungen, sondern strafft auch die Oberschenkelaußenseite und führt so zu wohlgeformten Beinen.

Gesäßmuskulatur (13)

Diese Muskelgruppe ist auch bekannt als großer Gesäßmuskel, da sie dem Gesäß die Form verleiht. Ihre Hauptfunktion ist es, das Hüftgelenk zu strecken, beispielsweise beim Treppensteigen. Die Gesäßmuskulatur wirkt aber auch beim Abspreizen und Anziehen des Beines mit. Mit regelmäßigem Training straffen Sie das Gewebe am Po und entwickeln eine feste Form. Außerdem vereinfacht eine kräftige Gesäßmuskulatur zahlreiche Bewegungen im Alltag.

Wadenmuskulatur (14)

Dieser Bereich zeichnet sich in zwei Strängen entlang der Wadenaußenseite und -innenseite ab. Die Hauptfunktionen der Wadenmuskulatur bestehen im Abdruck der Ferse bei allen Geh-, Lauf- und Sprungbewegungen und in der Stabilisierung des Standfußes. Außerdem ist sie bei der Kniegelenksbeugung beteiligt. Mit dem Kräftigen der Wadenmuskulatur formen Sie die Unterschenkel und entwickeln einen dynamischen Gang. Sie müssen die Wadenmuskulatur auch dehnen, da sie zur Verkürzung neigt.

3. Grundlagen zum Krafttraining

Im Bodyforming erreichen Sie mit der Kraftausdauer- und der Muskelaufbau-Methode die besten Resultate. Nutzen Sie die Kraftausdauer-Methode, um auf einen kräftigen und drahtigen Körper hin zu trainieren. Mit der Muskelaufbau-Methode erreichen Sie die besten Effekte beim Muskelaufbau.
Beginner im Krafttraining müssen in den ersten Trainingswochen nach der Kraftausdauer-Methode trainieren, um den Körper an das Krafttraining zu gewöhnen. Ansonsten besteht die Gefahr, den Körper zu überlasten. Als Fortgeschrittener entscheiden Sie sich abhängig von Ihrem Trainingsziel für eine der beiden Methoden.

Kraftausdauer-Methode

Beim Training mit der Kraftausdauer-Methode wählen Sie den Schwierigkeitsgrad der Übung so, dass Sie 15–30 Wiederholungen in einem Satz ausführen können. Das Bewegungstempo kann langsam bis zügig sein, wobei es wichtig ist, gleichmäßig zu atmen. Am Ende sollten Sie sich mittel bis schwer beansprucht fühlen. Pausieren Sie zwischen zwei Sätzen 1–2 Minuten. Als Variante können Fortgeschrittene direkt nach einem Durchgang einen Satz für den Muskel-Gegenspieler ausüben, z. B. kann so die vordere und die hintere Oberarmmuskulatur trainiert werden. Durch dieses Vorgehen hat der zuerst trainierte Muskel genügend Zeit, sich zu regenerieren und kann danach wieder beansprucht werden.

Wiederholungen:	15–30
Bewegungstempo:	langsam bis zügig
Intensität je Satz (subjektives Empfinden):	mittel bis schwer
Pause zwischen zwei Sätzen:	1–2 Minuten
Trainingsziele:	Verbesserung der Kraftausdauer, Körperfettreduktion

Muskelaufbau-Methode

Beim Training mit der Muskelaufbau-Methode wählen Sie den Schwierigkeitsgrad der Übung so, dass Sie 8–12 Wiederholungen in einem Satz ausführen können. Vollführen Sie die Bewegungen eher langsam. Am Ende sollten Sie sich schwer bis sehr schwer belastet fühlen, aber Fehlstellungen und Ausweichbewegungen des Körpers vermeiden können. Pausieren Sie zwischen zwei Sätzen 2–3 Minuten. Als Variante können Sie direkt nach einem Durchgang einen Satz für den Muskel-Gegenspieler ausüben.

Wiederholungen:	8–12
Bewegungstempo:	langsam
Intensität je Satz (subjektives Empfinden):	schwer bis sehr schwer
Pause zwischen zwei Sätzen:	2–3 Minuten
Trainingsziele:	Muskelaufbau, Steigerung der Maximalkraft

Durchführungsintensivierung

Um die Muskelbeanspruchung während den Übungen zu erhöhen, bieten sich die Vorgehensweisen „Halten der Endposition" und „Teilbewegungen" an.
Bei dem **Halten der Endposition** verbleiben Sie bei jeder Wiederholung für etwa drei Sekunden in der Endposition. Gleichzeitig wird die Muskulatur mit maximaler Kraft angespannt. Halten Sie dabei aber nicht die Luft an, sondern atmen Sie gleichmäßig weiter.
Auch **Teilbewegungen** sind eine sinnvolle Variante zur Steigerung der Muskelaktivität. Das bedeutet, dass Sie sich in die Endposition bewegen und von dort kleine, langsame Bewegungen nach oben und wieder nach unten vollziehen. Durch die Ausführung der Wiederholungen im Bereich höchster Muskelaktivität wird ein verbessertes Trainingsergebnis erreicht. Achten Sie auch hierbei stets auf gleichmäßige Atmung.

Satzzahl: Einsatz- versus Mehrsatz-Training

Ein „Satz" bezeichnet die Ausführung einer Übung von der ersten bis zur letzten Wiederholung. Über die Anzahl der Sätze, die in einer Trainingseinheit auszuführen sind, gibt es die unterschiedlichsten Empfehlungen. Grundsätzlich lässt sich sagen, dass Einsteiger mit einem Satz je Übung schon Muskelzuwächse erreichen. Mit mehreren Sätzen je Übung wird etwas mehr Muskelwachstum bewirkt, dafür ist aber die Zeitdauer länger und außerdem steigt das Risiko, den Körper zu überlasten. Sinnvoll erscheint es für Einsteiger mit einem Ganzkörperprogramm zu beginnen, wobei sie abhängig von der Übungsanzahl für jede Übung 1–2 Sätze ausführen.

Fortgeschrittene und Leistungssportler trainieren mit den verschiedensten Programmen und Satzzahlen. Die Empfehlungen liegen bei 2–5 intensiven Sätzen je Übung. Mittlerweile hat sich aber auch in diesem Bereich gezeigt, dass mit Einsatztraining erfolgreich trainiert werden kann. Dies setzt voraus, dass die Muskulatur mit Intensivierungstechniken maximal erschöpft wird. Um sich nicht zu verletzen, muss der Sportler vor jeder Übung 1–2 Aufwärmsätze mit geringem Gewicht absolvieren. Oft werden im Anschluss an eine Übung noch weitere Übungen für dieselbe Muskelgruppe ausgeführt. Außerdem ist die Satzzahl davon abhängig, wie viele Übungen insgesamt in einer Trainingseinheit ausgeführt werden. Intensives Training in der Hauptphase sollte maximal 60–90 Minuten andauern.

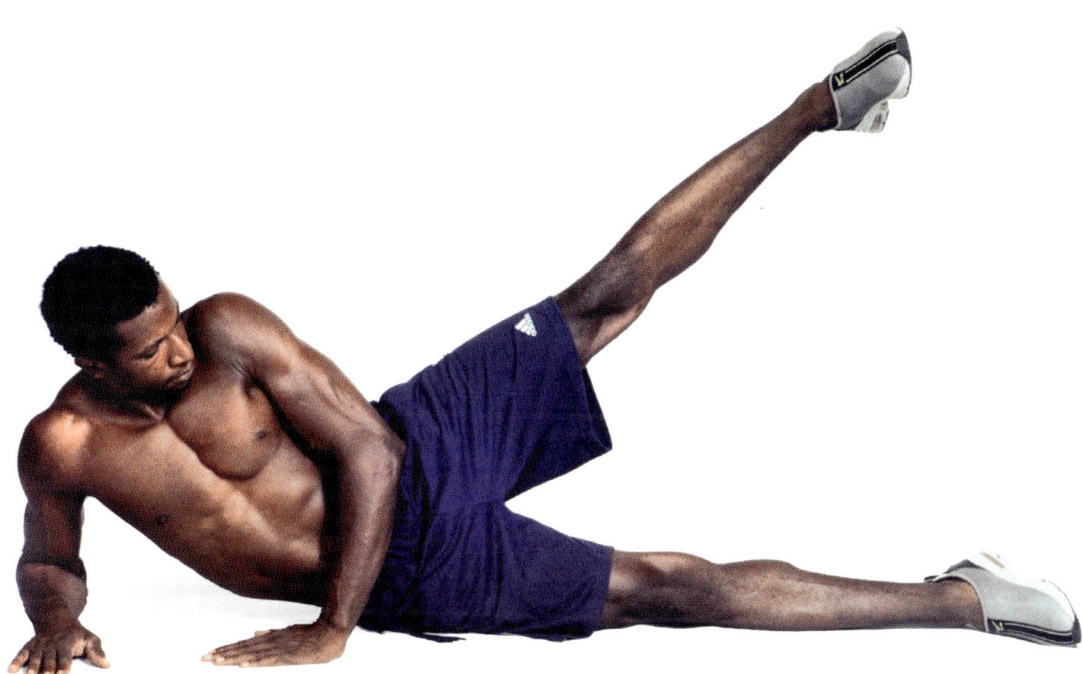

Trainingshäufigkeit und Trainingspause

Die größtmögliche Leistungssteigerung gemäß dem Prinzip der Superkompensation wird dann erreicht, wenn das Verhältnis zwischen Belastung und Regenerationszeit optimal gewählt wird (siehe Seite 12). Wie oft eine Muskelgruppe trainiert werden soll und wie lange anschließend mit dem Training dieser Muskelgruppe pausiert werden muss, ist von vielen Faktoren abhängig, wie Reizintensität, Trainingsfortschritt und Gestaltung der regenerativen Maßnahmen. Deshalb können hier nur Orientierungswerte genannt werden.

Allgemein gilt, dass einmal wöchentliches Training einer Muskelgruppe der Krafterhaltung dient, zwei- bis dreimal dem Kraftzuwachs. Trainieren Sie mit einem Ganzkörper-Programm, genügen also 2–3 Einheiten pro Woche um Fortschritte zu erzielen; bei Splitttraining sind mehrere Einheiten notwendig.

Einsteiger mit sehr geringer Muskelmasse können bereits mit einmal wöchentlichem Training zu Erfolgen kommen. Aber auch Leistungssportler und Bodybuilder können deutliches Muskelwachstum erreichen, wenn sie eine Muskelgruppe einmal wöchentlich sehr intensiv trainieren. Dazu werden die Muskelgruppen auf mehrere Trainingseinheiten verteilt und dann die jeweils zu trainierende Muskelgruppe mit zahlreichen Übungen, Sätzen und Intensivierungstechniken maximal erschöpft.

Nach dem Training gemäß der Kraftausdauer-Methode wird mindestens ein Regenerationstag benötigt. Einsteiger müssen hingegen bereits zwei Tage pausieren, wenn sie die Belastung als mittel bis schwer wahrgenommen haben. Wird nach der Muskelaufbau-Methode trainiert, ist eine Regenerationszeit von 1–3 Tagen notwendig, wobei die exakte Dauer von Trainingsintensität und Erholungsmaßnahmen abhängig ist. Beispielsweise können am Folgetag leichtes Ausdauertraining und Dehnübungen durchgeführt werden, was die Regenerationsdauer reduziert. Sportler, die Krafttraining als Ergänzung zu ihrer eigentlichen Sportart betreiben, müssen bei der Zusammenstellung von Trainingsplänen beachten, dass die Muskeln nicht nur im Krafttraining intensiv aktiviert werden, sondern auch in ihrer Sportart. Wenn beispielsweise ein Handballer die Brustmuskulatur mit Einsatztraining und Intensivierungstechniken maximal erschöpft, sollte er am nächsten Tag kein hartes Wurftraining machen. Ansonsten besteht erhöhte Verletzungsgefahr, da die Muskulatur müde ist; außerdem kann sie kein großes Leistungspotential bereitstellen.

Auswahl des Trainingsgewichts/ Intensität

Als Fitnesseinsteiger führen Sie die Übungen mit geringer Belastung aus. Fragen Sie einen Fitnesstrainer nach einem Einstiegsgewicht oder tasten Sie sich vorsichtig an das geeignete Trainingsgewicht heran. Dazu wählen Sie ein geringes Gewicht und machen damit einige Wiederholungen. Fühlen Sie dabei eine leichte Muskelbeanspruchung, aber keine Schmerzen und keine Überanstrengung, wird dieses Gewicht als Einstiegsgewicht im Trainingsplan festgehalten. Sie können das Gewicht in den nächsten Übungseinheiten etwas steigern. Sie müssen jedoch das jeweilige Gewicht immer so wählen, dass Sie noch mindestens 15 Wiederholungen der Übung technisch korrekt ausführen können. Steigern Sie die Wiederholungszahlen mit fortlaufendem Training und erhöhen Sie spätestens das Gewicht, wenn Sie 30 Wiederholungen ausführen können. Wählen Sie auch das neue Gewicht so, dass Sie noch mindestens 15 Wiederholungen erreichen. Erhöhen Sie in den folgenden Trainingseinheiten wieder schrittweise die Wiederholungszahlen. Fortgeschrittene steigern die Gewichte im Verlauf ihres Trainings deutlich.

Abhängig davon nach welcher Methode Sie trainieren, wählen Sie so die Gewichte, dass Sie 15–30 Wiederholungen (Kraftausdauer-Methode) oder 8–12 Wiederholungen (Muskelaufbau-Methode) ausführen können. Verfahren Sie beim Training nach der Kraftausdauer-Methode wie oben beschrieben. Bei der Muskelaufbau-Methode steigern Sie das Gewicht nach 12 erreichten Wiederholungen, aber nur soviel, dass Sie noch mindestens 8 Wiederholungen erreichen.

Übungsfolge beim Kräftigen

Beginnen Sie Ihr Training mit einer großen Muskelgruppe, wie der Brust- oder der Beinmuskulatur. Führen Sie zuerst Komplexübungen aus, bevor Sie eine Muskelgruppe isoliert kräftigen, um deren vorzeitige Ermüdung zu vermeiden. Ansonsten kann es zu Ausweichbewegungen und dadurch zu Verletzungen kommen. Deshalb wird die Oberarmmuskulatur am Ende der Oberkörperübungen trainiert und entsprechend die Wadenmuskulatur am Ende der Beinübungen. Es gibt zwar auch ein gegensätzliches Trainingsprinzip bei dem zuerst eine Isolationsübung ausgeführt wird, um eine Vorermüdung herbeizuführen. Dieses Prinzip ist aber nur von fortgeschrittenen Kraftsportlern einsetzbar.

Das Kräftigen der Bauch- und der unteren Rückenmuskulatur sollte erst am Ende des Trainings erfolgen. Wenn Sie diese beiden Muskelgruppen zuvor intensiv trainieren, ist es bei den anschließenden Komplexübungen schwer, den Oberkörper zu stabilisieren.

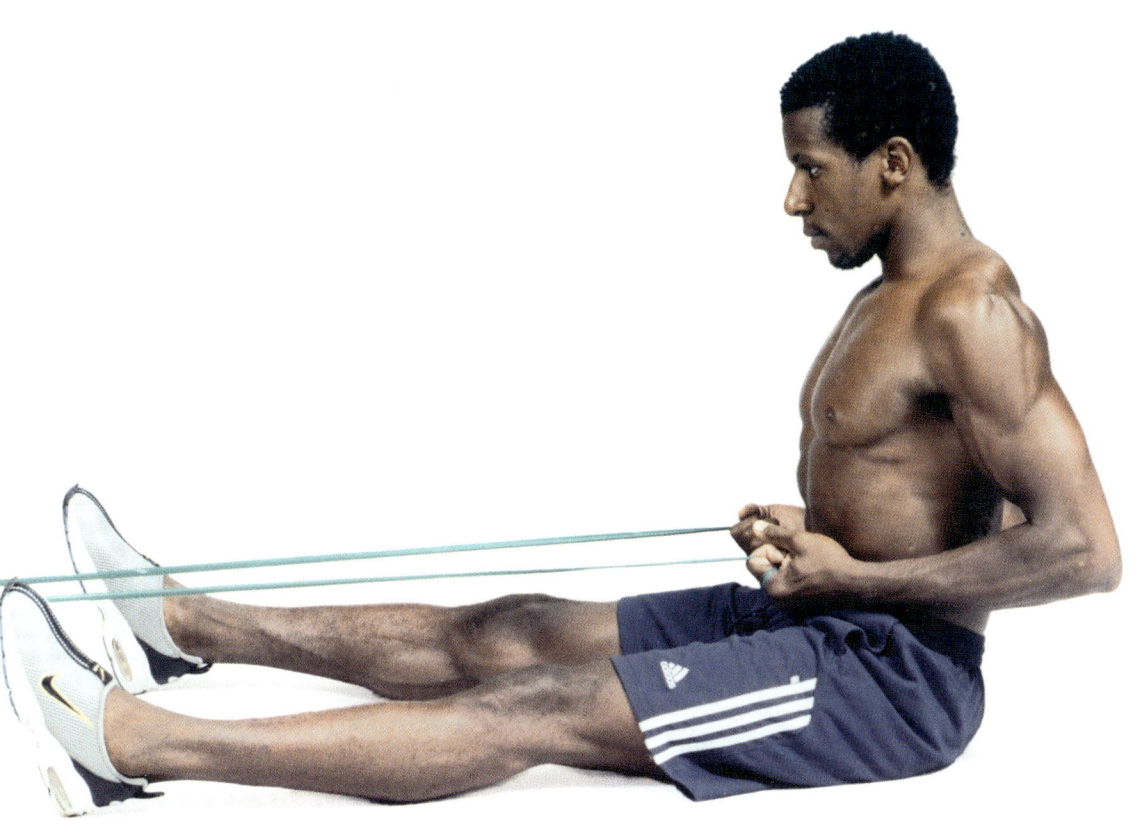

Trainingshinweise

• **Stabile Ausgangsposition**

Nehmen Sie eine stabile Ausgangsposition ein, damit Sie sich vollständig auf die Übungsausführung konzentrieren können. Spannen Sie die Bauchmuskulatur an, um den Oberkörper zu stabilisieren, und halten Sie den Rücken gerade. Bei Übungen im Stand wird zusätzlich die Gesäßmuskulatur aktiviert. Außerdem müssen Sie vor Hantelübungen den Hantelverschluss überprüfen, insbesondere bevor Sie Bewegungen über dem Kopf ausführen.

• **Übungskontrolle**

Kontrollieren Sie regelmäßig Ihre Ausgangsposition und die Übungsdurchführung vor einem Spiegel. Achten Sie darauf, dass die Schultern stets auf gleicher Höhe bleiben. Wenn während der Übung die Handgelenke gebeugt werden, können sich Sehnenscheidentzündungen bilden.

• **Keine Fehlstellungen**

Führen Sie die Übungen in gleichmäßigen, eher langsamen Bewegungen aus und achten Sie auf eine technisch korrekte Ausführung. Das Ziel des Bodyformings besteht darin, die Muskulatur effektiv zu trainieren und nicht das größtmögliche Gewicht zu bewegen. Versuchen Sie nicht, Schwung zu holen, und vermeiden Sie durch Ausweichbewegungen andere Muskelgruppen zusätzlich einzusetzen.

• **Konzentration auf Zielmuskulatur**

Konzentrieren Sie sich bei jeder Übung auf die Zielmuskulatur und achten Sie während der Übungsdurchführung bewusst darauf, wie diese arbeitet. Dadurch werden die besten Ergebnisse erzielt. Ungeübten fällt die konzentrierte Trainingsausführung zu Anfang noch etwas schwer, doch werden sie sich diese mit fortschreitender Erfahrung aneignen.
Die Zielmuskulatur müssen Sie während der gesamten Übungsausführung aktivieren. Sie dürfen beispielsweise bei der Übung „K 10: Konzentrationscurl" den Unterarm nicht bis zur vollen Streckung senken, damit die Oberarmmuskulatur in Spannung bleibt. Die Muskelaktivität nimmt während des Hantelanhebens zu und ist in der Endposition am größten, weshalb Sie die Übung auch durch Halten der Endposition und Teilbewegungen intensivieren können.

• **Gleichmäßige Atmung**

Atmen Sie gleichmäßig bei Übungen mit kleinen Gewichten oder bei solchen, die sehr langsam oder statisch ausgeführt werden. Wenn Sie stattdessen den Atemrhythmus unterbrechen, wird Ihr Körper ungenügend mit Sauerstoff versorgt, was ein erhebliches Gesundheitsrisiko darstellt. Wenn Sie jedoch Übungen schnell und mit hohen Gewichten ausführen, atmen Sie vor der Bewegung ein, während der Anstrengung aus und bei dem anschließenden Zurückkehren in die Ausgangsposition wieder ein. Behalten Sie diesen Atemrhythmus über alle Wiederholungen hinweg bei. Wenn Sie zur Intensivierung die Endposition einige Sekunden halten, atmen Sie währenddessen bewusst ein und aus.

- **Keine Schmerzen**

Sie dürfen sich bei den Übungen durchaus anstrengen und verausgaben. Im Kraftausdauer-Training können Sie viele Wiederholungen machen und im Muskelaufbau-Training schwere Gewichte bewegen. Wenn jedoch Schmerzen auftreten, müssen Sie die Übung unterbrechen. Lassen die Schmerzen im Ruhezustand nach, suchen Sie die Ursache, beispielsweise eine fehlerhafte Körperhaltung, und versuchen Sie die Übung erneut. Sollte jedoch der gleiche Schmerz erneut auftreten, stoppen Sie die Übung und gehen Sie zur nächsten über, die in Ihrem Trainingsplan steht. Lassen die Schmerzen auch im Ruhezustand nicht nach, beenden Sie das Training und sprechen mit Ihrem Arzt.

- **Ausgewogenes Training**

Führen Sie Übungen für die linke und die rechte Körperseite immer mit gleicher Intensität aus. Achten Sie darauf, dass Sie Ihren Körper ausgewogen trainieren. Alle wichtigen Muskelgruppen müssen in Ihr Trainingsprogramm integriert werden. Intensive und mehrmals angesetzte Trainingseinheiten können ebenso wie zeitliche Einschränkungen dazu führen, dass das Programm aufgeteilt werden muss.

- **Regelmäßiges Training**

Nur durch regelmäßiges Training können Sie Ihre Körperformen deutlich verändern und die Muskulatur kräftigen. Dazu sollten Einsteiger mindestens zweimal pro Woche trainieren, Fortgeschrittene noch häufiger und mit unterschiedlichen Programmen. Wenn Sie für längere Zeit unterbrechen, baut sich die Muskulatur langsam wieder ab. Versuchen Sie deshalb auch in Phasen, in denen Sie nur wenig Zeit erübrigen können, mindestens einmal wöchentlich zu trainieren. Wenn Sie allerdings krank sind, müssen Sie auf das Training verzichten, da ansonsten der Heilungsprozess beeinträchtigt wird.

- **Langsame Steigerungen**

Trainingseinsteiger führen die Übungen bei geringer Belastung aus. Wählen Sie Gewichte und Intensitäten eher zu niedrig als zu hoch, denn die Muskulatur gewöhnt sich schneller an neue Anforderungen als die Sehnen und die Bänder, und deshalb muss der Körper langsam auf eine Intensivierung vorbereitet werden. Erhöhen Sie zuerst die Wiederholungs- und Satzzahlen, bevor Sie die Übung erschweren. Wenn Sie hingegen die Beanspruchung zu schnell steigern, können Sie Ihre Gesundheit gefährden.

Zur Übungsdurchführung

Nehmen Sie die Ausgangsposition ein und führen Sie die Übung entsprechend der Übungsbeschreibung durch. Wiederholen Sie die Durchführung so oft, wie dies die von Ihnen genutzte Trainingsmethode verlangt. Sie müssen ein Gewicht wählen mit dem Sie die Wiederholungen technisch korrekt – ohne Fehlstellungen und Ausweichbewegungen – ausführen können. Fortgeschrittene können Intensivierungstechniken einsetzen (siehe Seite 43). Auch wenn eine Übung nur zu einer Seite beschrieben ist, müssen Sie immer beide Körperseiten kräftigen.
Bei den Übungen wird hervorgehoben, ob eine Muskulatur vorrangig (★ ★) oder mitgekräftigt wird (★).

4. Kräftigungsübungen für den Oberkörper

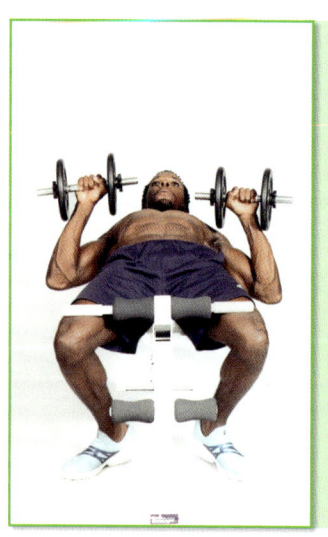 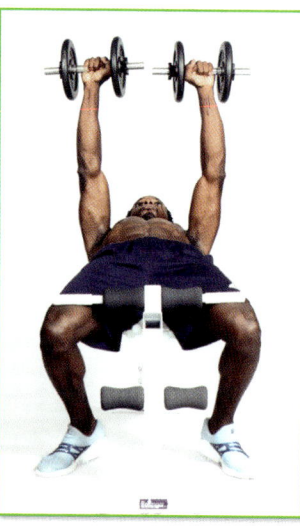

A–B: Der Bewegungsablauf.

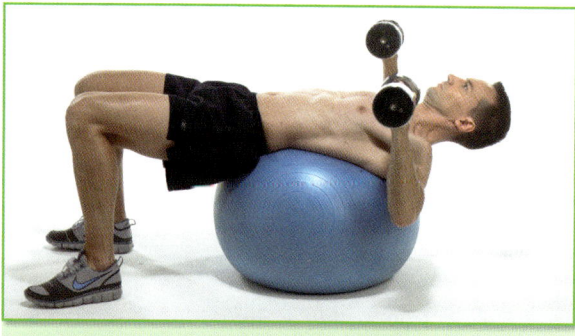

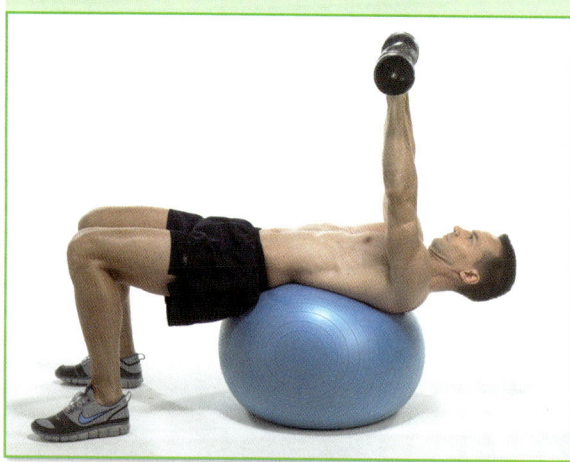

C–D: Die Variante auf dem Ball.

K 1: Brustdrücken

Kräftigung:
★ ★ Brustmuskulatur
★ vordere Schulter- und hintere Oberarmmuskulatur

Ausgangsposition:
Sie befinden sich in Rückenlage auf einer Hantelbank oder – wenn Ihnen keine zur Verfügung steht – auf dem Boden. Die Arme sind senkrecht in die Luft gestreckt und etwa schulterbreit auseinander. In den Händen halten Sie Kurzhanteln, wobei die Daumen zueinander gerichtet sind. Stellen Sie die Füße fest auf und spannen Sie die Bauch- und die Gesäßmuskulatur an.

Übungsdurchführung:
Senken Sie die Hanteln und führen Sie sie etwas nach außen, bis Sie die Oberarme fast waagrecht halten. Anschließend drücken Sie die Hanteln in die Ausgangsposition zurück. Vermeiden Sie Ausweichbewegungen mit den Schultern und achten Sie darauf, dass Sie Handgelenke und Rücken gerade halten.

Variante:
Sie können die Übung auch in Bodenlage ausführen. Die Hanteln dürfen dann jedoch nur soweit gesenkt werden, dass die Oberarme noch nicht auf dem Boden aufliegen, damit die Muskulatur in Spannung bleibt.
Durch die Ausführung auf einem Gymnastikball trainieren Sie auch die Rumpfmuskulatur intensiv mit. Benutzen Sie dazu aber weniger Gewicht als Sie auf einem stabilen Untergrund verwenden können.

K 2: Flys

Kräftigung:
★ ★ Brustmuskulatur
★ vordere Schultermuskulatur

Ausgangsposition:
Sie befinden sich in Rückenlage auf einer Hantelbank oder – wenn Ihnen keine zur Verfügung steht – auf dem Boden. Die Arme sind senkrecht in die Luft gestreckt. In den Händen halten Sie Kurzhanteln, wobei die Handflächen zueinander gerichtet sind. Stellen Sie die Füße fest auf und spannen Sie die Bauch- und die Gesäßmuskulatur an.

Übungsdurchführung:
Führen Sie die Arme leicht gebeugt nach außen, bis Sie die Oberarme fast waagrecht sind. Halten Sie diese Position kurz, bevor Sie die Arme wieder langsam nach oben führen. Achten Sie auf langsame, gleichmäßige Bewegungen und vermeiden Sie es, ein Hohlkreuz zu machen oder die Oberarme nach hinten zu überstrecken.

Variante:
Sie können die Übung auch in Bodenlage ausführen. Die Hanteln dürfen dann jedoch nur so weit gesenkt werden, dass die Oberarme noch nicht auf dem Boden aufliegen.
Als Alternative können Sie die Übung auf einem Gymnastikball ausführen und so die Rumpfmuskulatur intensiv mittrainieren.

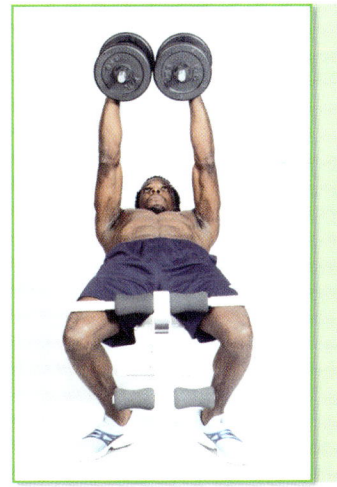
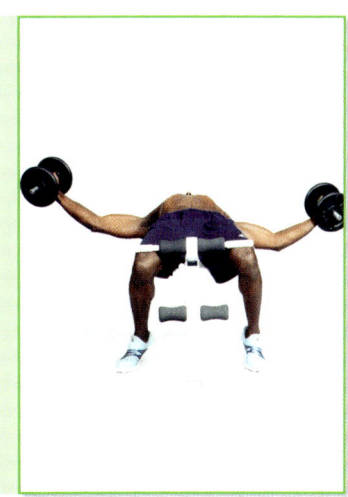

A–B: Die Ausgangs- und die Endposition.

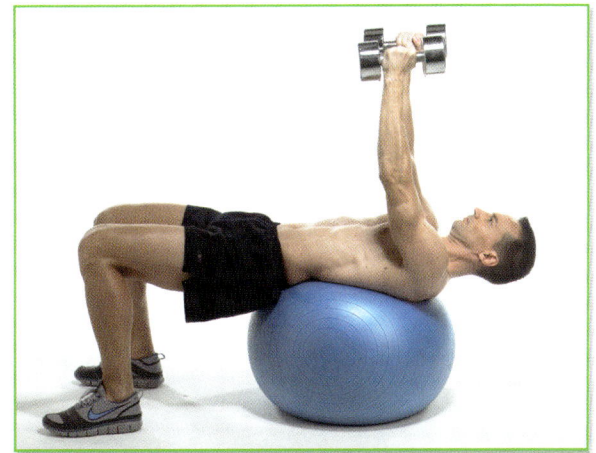

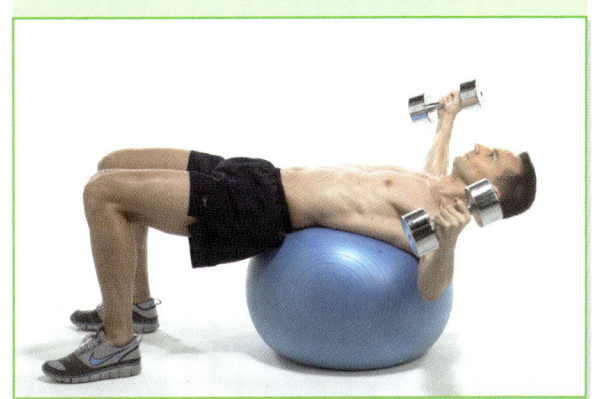

C–D: Die Variante auf dem Ball.

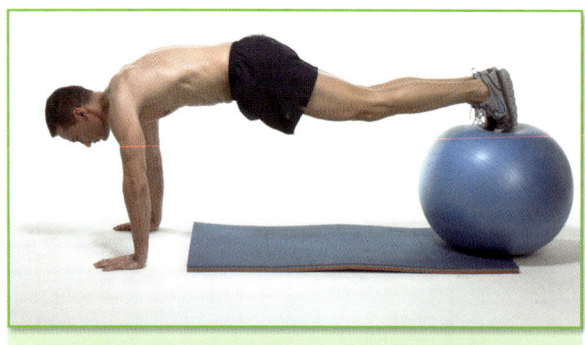

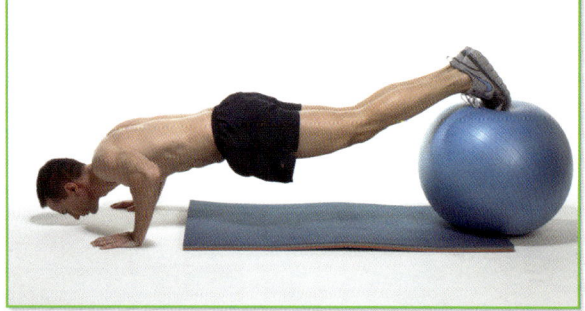

A–B: Die Ausgangs- und die Endposition auf dem Ball.

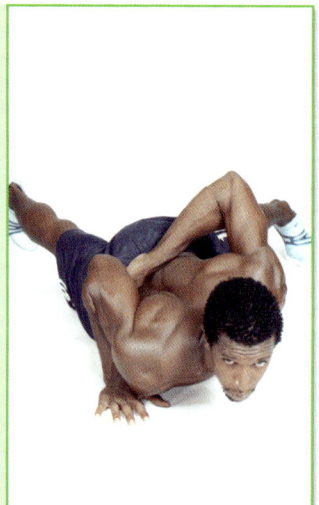

C–D: Die einarmige Variante.

K 3: Liegestütze

Kräftigung:
★ ★ Brustmuskulatur
★ vordere Schulter- und hintere Oberarmmuskulatur

Ausgangsposition:
Begeben Sie sich auf den Boden und stützen Sie sich mit den Händen und Zehen ab. Die Hände sind schulterbreit auseinander und die Finger zeigen nach oben. Spannen Sie die Bauch- und die Gesäßmuskulatur an, um den Rücken zu stabilisieren. Die Schultern sind nach hinten unten gezogen und der Blick ist auf den Boden gerichtet.

Übungsdurchführung:
Beugen Sie die Arme bis der Oberkörper fast den Boden berührt, ohne ihn abzulegen. Die Ellbogen bleiben nahe am Körper. Dann strecken Sie die Arme und bewegen sich in die Ausgangsposition zurück. Halten Sie den gesamten Körper in Spannung und achten Sie darauf, dass der Rücken gerade bleibt.

Variante:
Geübte können die Zehen auf eine Bank oder auf einen Gymnastikball aufstellen. Weit Fortgeschrittene können die Übung einarmig ausführen. Durch veränderte Handstellungen trainieren Sie unterschiedliche Anteile der Brustmuskulatur.

K 4: Nackendrücken

Kräftigung:
★★ Schultermuskulatur,
insbesondere seitlicher Anteil
★★ Nacken- und hintere
Oberarmmuskulatur

Ausgangsposition:
Sie sitzen aufrecht auf einem Stuhl.
Die gebeugten Arme sind in der Luft,
die Ellbogen weisen nach außen, so
dass sich Ihr Kopf zwischen den Hanteln befindet. In den Händen halten
Sie Kurzhanteln, wobei die Daumen
zueinander gerichtet sind. Spannen
Sie die Bauch- und die Gesäßmuskulatur an.

Übungsdurchführung:
Führen Sie gleichzeitig die Hanteln
nach oben und zusammen, ohne
dabei die Handhaltung zu verändern.
Anschließend bewegen Sie die Arme
langsam in die Ausgangsposition zurück und wiederholen schließlich die
Übung. Vermeiden Sie es, den Kopf
vorzuschieben und Ausweichbewegungen mit den Hanteln nach vorne
oder hinten zu machen, und achten
Sie auf einen geraden Rücken.

Variante:
Sie können die Übung auch auf einem
Gymnastikball ausführen. Die Rumpfmuskulatur muss dann Bewegungen
des Balls ausgleichen, wodurch die
Rumpfmuskulatur intensiv mitgekräftigt wird.
Alternativ können Sie in der Ausgangsposition die Hanteln mit den Handrücken nach vorne halten. Heben Sie
die Hanteln abwechselnd an, wobei
Sie die Hände drehen. Mit dieser
Variante intensivieren Sie die Aktivität
der vorderen Schultermuskulatur.

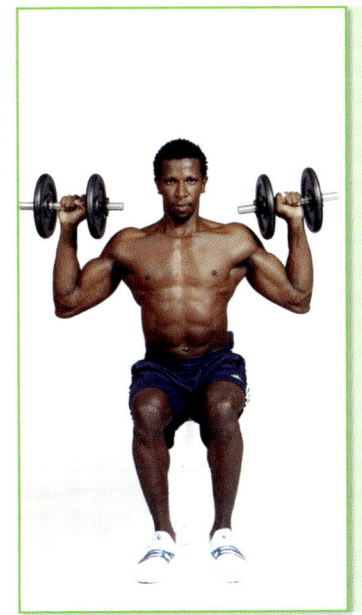
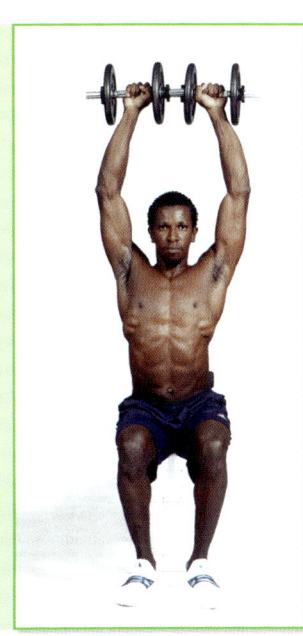

A–B: Die Ausgangs- und die Endposition.

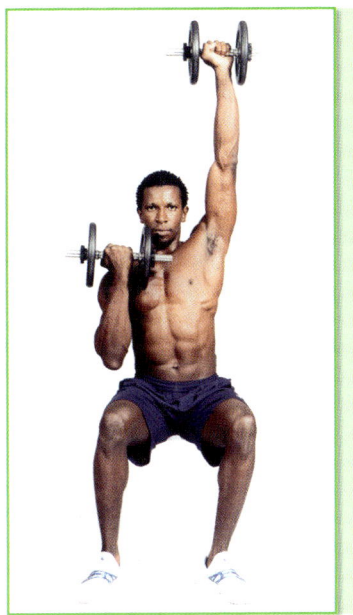
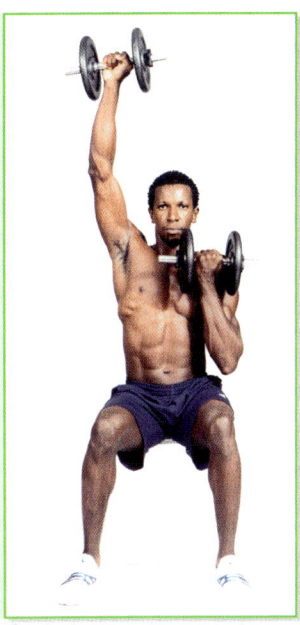

C–D: Die Variante mit Drehen der Hanteln.

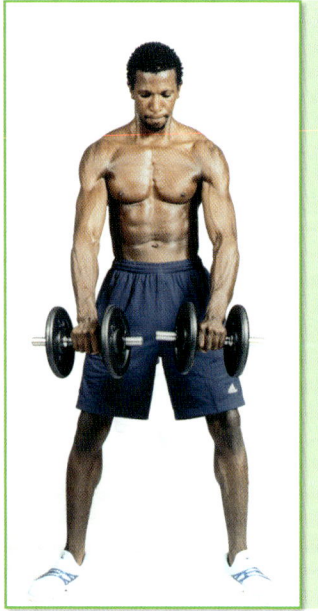 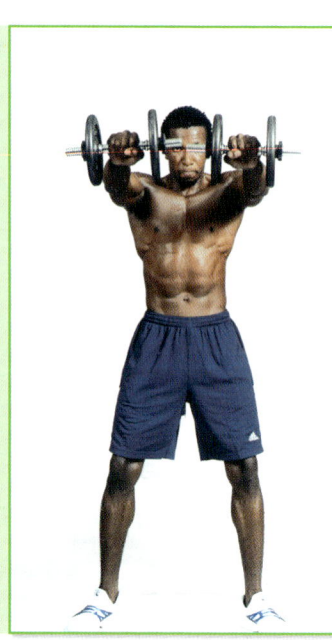

A-B: Die Ausgangs- und die Endposition.

K 5: Fronteben

Kräftigung:
⭐⭐ Schultermuskulatur, insbesondere vorderer Anteil
⭐ Nacken- und hintere Oberarmmuskulatur

Ausgangsposition:
Sie stehen aufrecht, die Beine sind leicht gebeugt und stehen etwa hüftbreit auseinander. Die Arme befinden sich vorne vor den Oberschenkeln. In den Händen halten Sie Kurzhanteln, wobei die Handrücken nach vorne gerichtet sind. Spannen Sie die Bauch- und die Gesäßmuskulatur an.

Übungsdurchführung:
Heben Sie die Arme bis auf Schulterhöhe und halten Sie kurz die Endposition. Dann bewegen Sie die Arme langsam in die Ausgangsposition zurück und wiederholen schließlich die Übung. Vermeiden Sie Ausweichbewegungen mit der Schulter- oder der Nackenmuskulatur nach oben und achten Sie darauf, dass Sie die Übung ohne Schwung ausführen, sowie darauf, dass Sie den Rücken gerade halten.

Variante:
Sie können die Übung auch mit Stretchband ausführen.
Wenn Sie die Arme in der Ausgangsposition neben dem Körper halten und seitlich anheben, intensivieren Sie die Aktivität der seitlichen Schultermuskulatur.

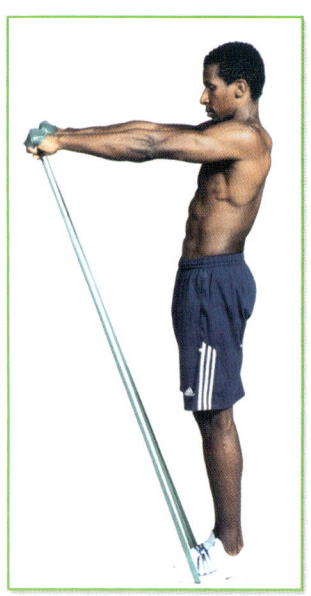 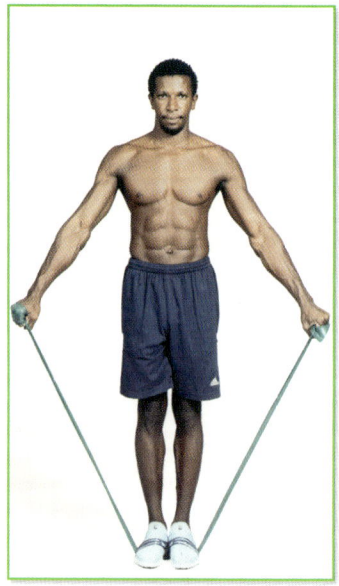

C: Die Variante mit Stretchband.

D: Das Seitheben mit Stretchband.

K 6: Reverse Flys

Kräftigung:
★ ★ hintere Schultermuskulatur
★ Nacken-, seitliche Schulter- und Rückenmuskulatur

Ausgangsposition:
Sie sitzen aufrecht auf einem Stuhl oder Gymnastikball. Die Arme sind nach vorne gestreckt und die Handflächen weisen zueinander. In den Händen halten Sie die Enden eines Stretchbandes, wobei das Band in Rumpfhöhe befestigt ist und sich in mittlerer Spannung befindet. Ziehen Sie die Schultern nach hinten unten, drücken Sie die Füße auf den Boden und spannen Sie die Bauch- und die Gesäßmuskulatur an.

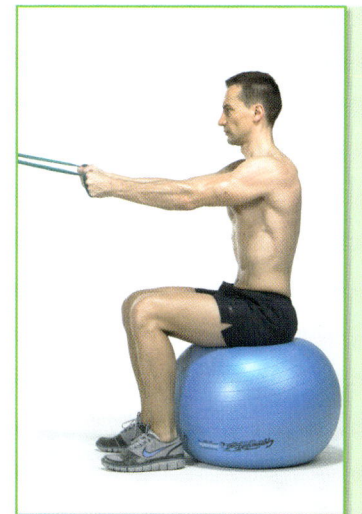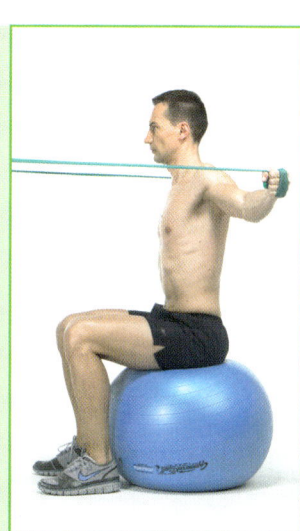

A–B: Die Ausgangs- und die Endposition.

Übungsdurchführung:
Ziehen Sie die leicht gebeugten Arme nach hinten, bis sich die Oberarme in Verlängerung der Schultern befinden. Am Ende der Bewegung bringen Sie die Schulterblätter zusammen. Halten Sie kurz die Endposition, bevor Sie die Arme wieder langsam in die Ausgangsposition zurückbewegen. Vermeiden Sie Ausweichbewegungen mit der Schultermuskulatur nach oben und achten Sie auf einen geraden Oberkörper und angespannte Bauchmuskulatur.

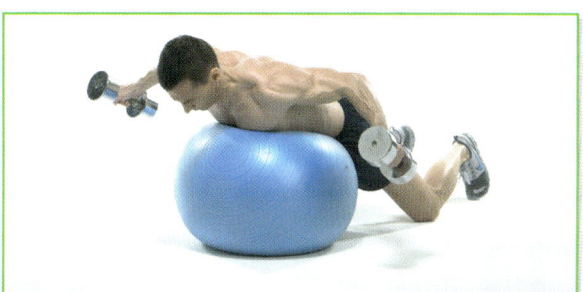

C: Die Variante im Liegen auf dem Gymnastikball.

Variante:
Sie können die Übung auch im vorgebeugten Stand ausführen.
Alternativ können Sie die Übung mit Hanteln in Bauchlage ausführen. Außerdem ist die Übung im Stand oder Sitz möglich, wenn Sie den Oberkörper nach vorne verlagern. Achten Sie dabei auf angespannte Bauchmuskulatur.

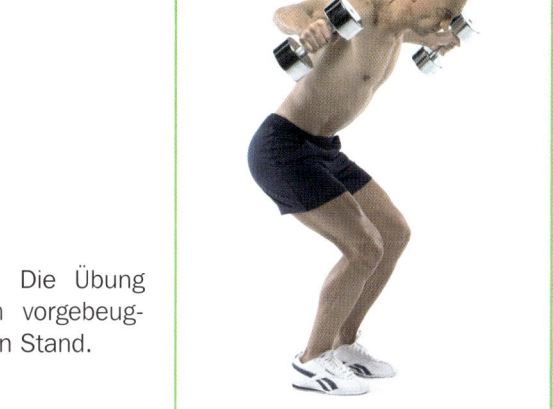

D: Die Übung im vorgebeugten Stand.

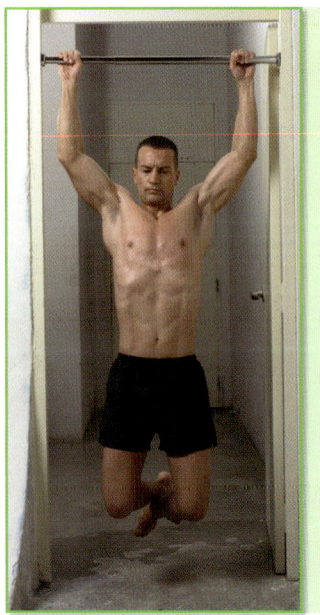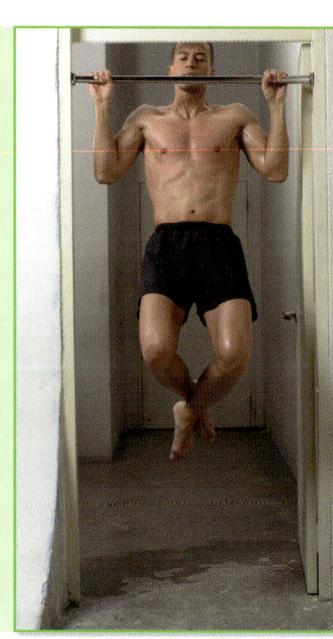

A–B: Die Ausgangs- und die Endposition.

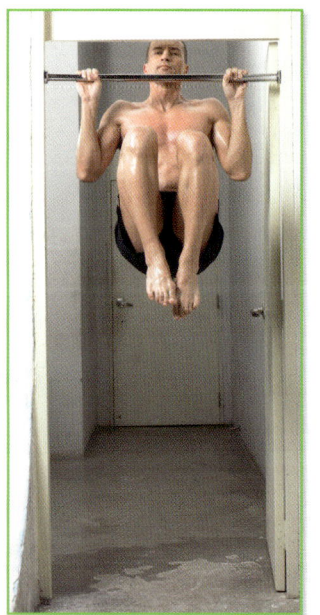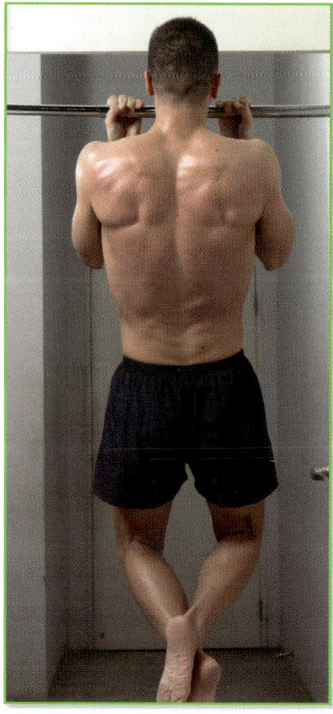

C: Gleichzeitiges Hoch-
ziehen des Körpers und
Anziehen der Beine.

D: Die Variante mit
enger Griffhaltung.

K 7: Klimmzüge

Kräftigung:
★ ★ obere Rückenmuskulatur
★ Schulter- und vordere
Oberarmmuskulatur

Ausgangsposition:
Sie hängen frei an einer Klimmzugstange. Die Arme sind schulterbreit
oder etwas weiter auseinander, wobei
die Handflächen nach vorne weisen.
Die Körperhaltung ist gerade und die
Bauch- und die Gesäßmuskulatur
sind angespannt.

Übungsdurchführung:
Ziehen Sie sich in einer gleichmäßigen Bewegung nach oben, bis das
Kinn über der Stange ist. Bei der
Bewegung bringen Sie die Ellbogen
zu den Rippen. Halten Sie kurz die
Endposition, bevor Sie sich langsam
in die Ausgangsposition zurückbewegen. Senken Sie jedoch den Körper
nur soweit, dass die Arme noch leicht
gebeugt sind, damit die Muskulatur in
Spannung bleibt. Vermeiden Sie Ausweichbewegungen wie das Anheben
der Schultern.

Variante:
Sie können auch gleichzeitig zum
Hochziehen des Körpers die Knie
anziehen, um die Bauchmuskulatur
mitzutrainieren.
Alternativ können Sie die Stange eng
greifen, mit nach vorne gerichteten
Handrücken. So wird die vordere
Oberarm- und die vordere Schulter-
muskulatur intensiv trainiert.

K 8: Rudern einarmig

Kräftigung:
★ ★ obere Rückenmuskulatur
★   Nacken-, hintere Schulter- und
    vordere Oberarmmuskulatur

Ausgangsposition:
Sie stützen sich mit Ihrer vorderen
Hand und Ihrem vorderen Oberschenkel auf eine Bank. Der Arm der
anderen Seite hängt nach unten. In
dessen Hand halten Sie eine Kurzhantel, wobei die Handfläche zum
Körper weist. Der Rücken ist gerade,
die Bauch- und die Gesäßmuskulatur
sind angespannt.

Übungsdurchführung:
Ziehen Sie den Ellbogen so weit wie
möglich nach hinten oben, eng am
Körper entlang. Anschließend senken Sie den Arm langsam, jedoch
nicht bis zur vollen Streckung, und
wiederholen schließlich die Übung.
Vermeiden Sie Ausweichbewegungen
mit dem Oberkörper und der Schulter
und achten Sie darauf, dass Sie den
Oberkörper gerade halten.

Variante:
Sie können die Übung auch im Ausfallschritt ausführen und sich auch
auf Ihren vorderen Oberschenkel aufstützen.
Zur Intensivierung stützen Sie sich auf
einen Gymnastikball auf. So trainieren Sie etwas die Schulter- und die
Rumpfmuskulatur mit.

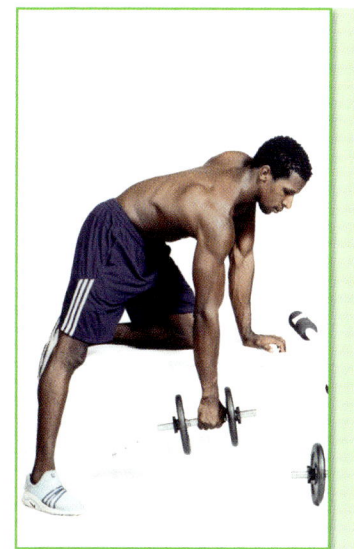
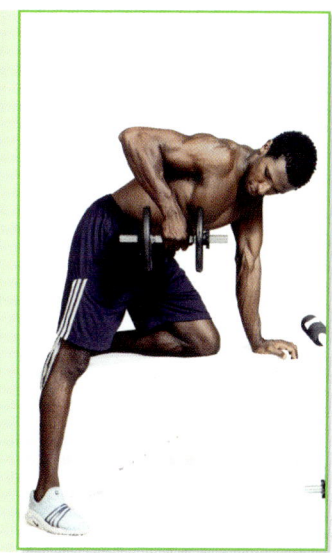

A–B: Die Ausgangs- und die Endposition.

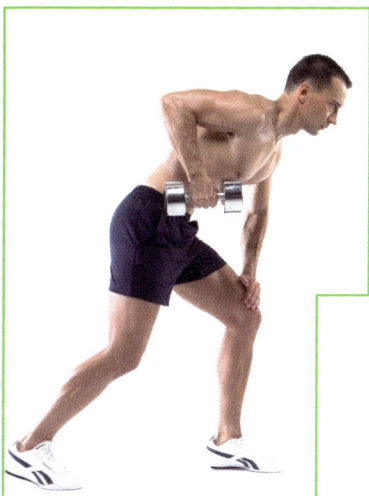

*C: Die Variante
mit Stütz auf den
Oberschenkel.*

*D: Die Ausführung
mit Gymnastikball.*

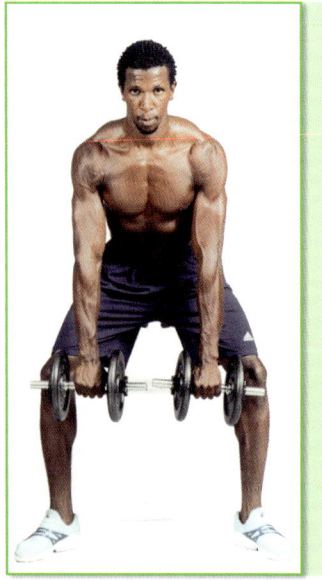 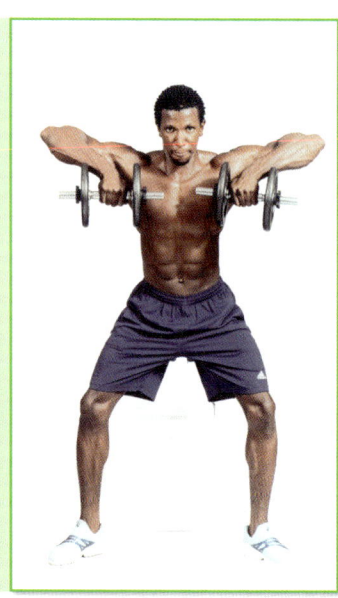

A–B: Die Ausgangs- und die Endposition.

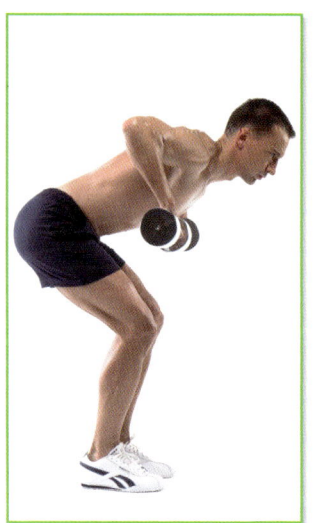

C: Die Variante mit weit vorgebeugtem Oberkörper.

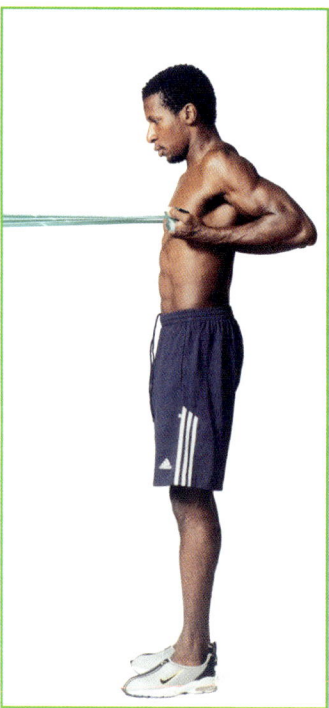

K 9: Rudern beidarmig

Kräftigung:
★ ★ obere Rückenmuskulatur
★ vordere Oberarm-, hintere Schulter-, Nacken- und untere Rückenmuskulatur

Ausgangsposition:
Aus dem aufrechten Stand beugen Sie die Beine geringfügig, wobei Sie das Gesäß nach hinten schieben und den Oberkörper etwas nach vorne verlagern. In den Händen halten Sie Kurzhanteln. Spannen Sie die Bauch- und die Gesäßmuskulatur an und halten Sie den Rücken gerade.

Übungsdurchführung:
Ziehen Sie die Ellbogen nach hinten oben und am Bewegungsende die Schulterblätter zusammen. Der Rücken wird dabei nicht bewegt. Achten Sie darauf, dass die Bauchmuskulatur in Spannung bleibt.

Variante:
Je enger Sie die Ellbogen an den Rippen entlang bewegen, desto mehr wird die obere Rückenmuskulatur aktiviert. Dementsprechend weniger intensiv wird die hintere Schulter- und die Nackenmuskulatur trainiert. Auch gilt, dass je weiter Sie den Oberkörper vorbeugen, desto intensiver trainieren Sie die untere Rückenmuskulatur.
Sie können die Übung auch im Sitz oder im Stand mit Stretchband ausführen.

D: Die Ausführung im Stand mit Stretchband.

K 10: Konzentrationscurl

Kräftigung:
★ ★ vordere Oberarmmuskulatur

Ausgangsposition:
Sie sitzen aufrecht, die Beine sind nach außen gespreizt. In der Hand halten Sie eine Kurzhantel, wobei der Ellbogen an der Innenseite des Oberschenkels fixiert ist und die Handfläche nach vorne weist. Spannen Sie die Schultern nach hinten und die Bauch- und die Gesäßmuskulatur an.

Übungsdurchführung:
Heben Sie die Hantel nach oben, ohne die Position des Ellbogens zu verändern. Die Endposition halten Sie kurz, wobei Sie die vordere Oberarmmuskulatur mit maximaler Kraft anspannen und gleichmäßig atmen. Anschließend senken Sie den Unterarm langsam in die Ausgangsposition zurück. Der Arm bleibt jedoch leicht gebeugt und somit die Muskulatur in Spannung. Vermeiden Sie es, die Schultern vorzuziehen, und achten Sie darauf, dass Sie das Handgelenk gerade halten.

Variante:
Sie können die Übung auch im Sitz auf einem Gymnastikball ausführen und so die Rumpfmuskulatur mittrainieren.
Die Übung ist auch mit Stretchband oder statischem Widerstand möglich. Bei der statischen Ausführung verändern Sie bei jedem Durchgang die Position des Oberarmes geringfügig, um unterschiedliche Anteile der Muskulatur zu aktivieren.

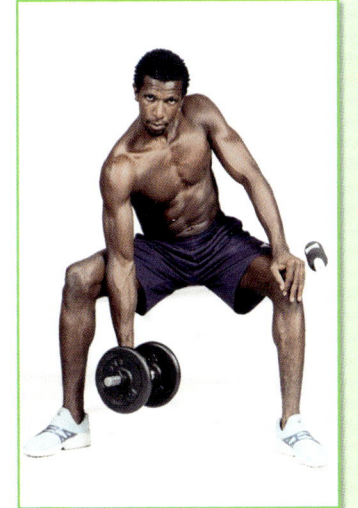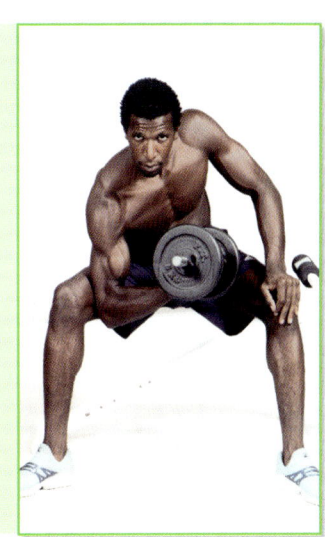

A–B: Die Ausgangs- und die Endposition.

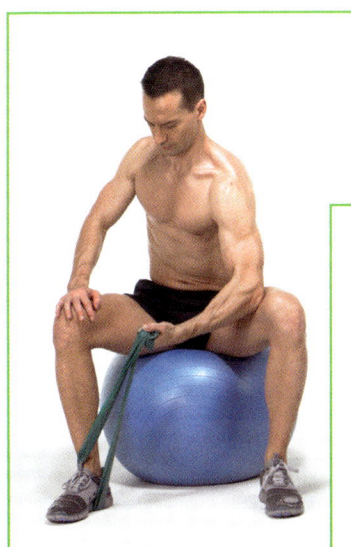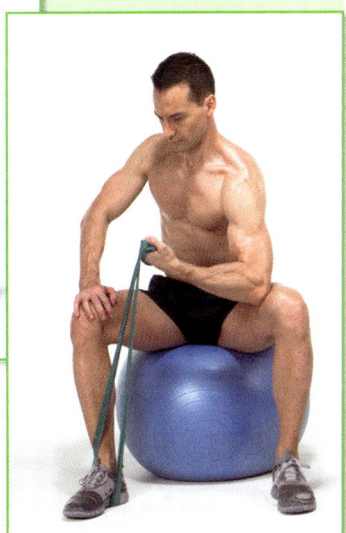

C–D: Die Variante auf einem Gymnastikball.

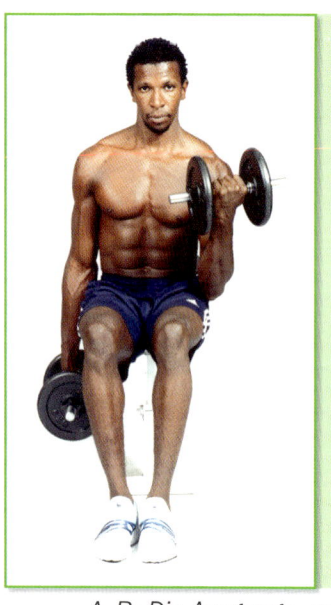 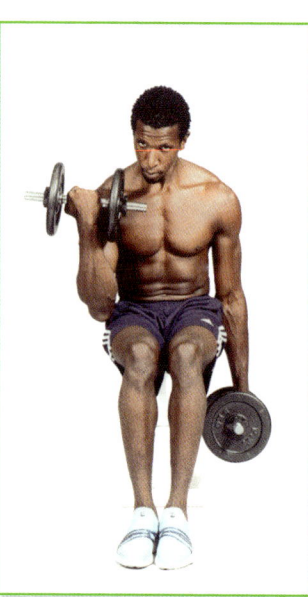

A–B: Die Ausgangs- und die Endposition.

K 11: Bizepscurl

Kräftigung:
⭐⭐ vordere Oberarmmuskulatur

Ausgangsposition:
Sie sitzen aufrecht, die Arme hängen nach unten und sind eng am Körper. In den Händen halten Sie Kurzhanteln, wobei die Handflächen zueinander weisen. Spannen Sie die Schultern nach hinten und die Bauch- und die Gesäßmuskulatur an.

Übungsdurchführung:
Heben Sie abwechselnd die Unterarme an, wobei Sie die Handflächen nach oben drehen, ohne jedoch die Position der Ellbogen zu verändern. In der Endposition aktivieren Sie kurz die vordere Oberarmmuskulatur mit maximaler Kraft und atmen dabei gleichmäßig weiter. Dann senken Sie den Arm langsam in die Ausgangsposition zurück und beginnen gleichzeitig die Aufwärtsbewegung mit dem anderen Arm. Vermeiden Sie es, die Schultern vorzuziehen, achten Sie darauf, dass Sie die Handgelenke gerade halten.

Variante:
Sie können die Hanteln auch gleichzeitig anheben.
Alternativ können Sie die Übung im Sitz auf einem Gymnastikball ausführen und so die Rumpfmuskulatur mittrainieren.
Die Variante im Stand können Sie mit Hanteln oder Stretchband ausführen.

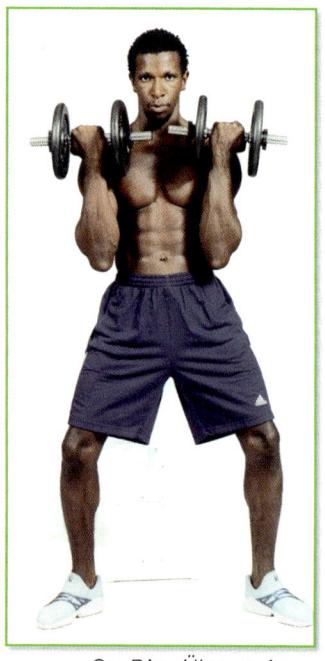

C: Die Übung im Stand mit gleichzeitigem Anheben.

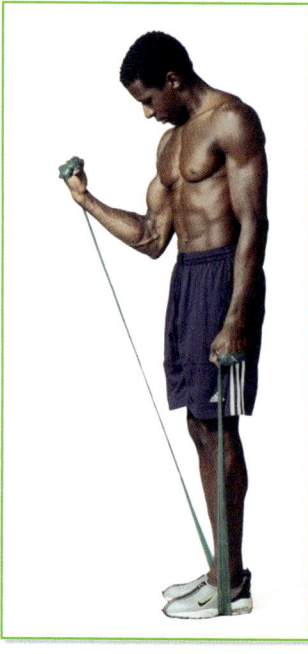

D: Die Variante mit Stretchband.

K 12: Arm strecken

Kräftigung:
★ ★ hintere Oberarmmuskulatur

Ausgangsposition:
Sie stützen sich mit einer Hand und dem Unterschenkel der gleichen Körperseite auf eine Bank. In der anderen Hand halten Sie eine Kurzhantel, wobei der Ellbogen an den Rippen fixiert ist. Der Oberkörper befindet sich in waagrechter Position und die Bauch- und die Gesäßmuskulatur sind angespannt.

Übungsdurchführung:
Strecken Sie den Unterarm, ohne den Oberarm zu bewegen und ohne Schwung zu holen. Halten Sie kurz die Endposition, bevor Sie den Unterarm langsam in die Ausgangsposition zurückbeugen, und schließlich die Übung wiederholen. Vermeiden Sie Ausweichbewegungen mit dem Oberkörper und der Schulter und achten Sie darauf, dass Sie das Handgelenk gerade halten.

Variante:
Sie können sich auch auf einem Gymnastikball abstützen und so die Schulter- und die Rumpfmuskulatur mittrainieren.
Alternativ können Sie die Übung beidarmig über dem Kopf ausführen. Prüfen Sie vor dieser Variante immer die Verschlüsse der Hanteln. Die Handflächen halten dabei die Hantelscheibe.
Auch können Sie die Muskulatur mit einem Stretchband kräftigen. Entweder befestigen Sie das Band an einem halbhohen Gegenstand oder Sie halten es mit der anderen Hand.

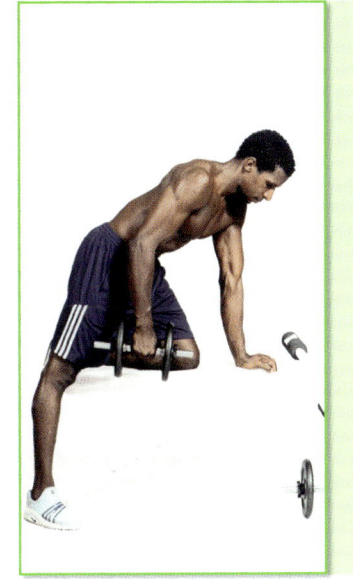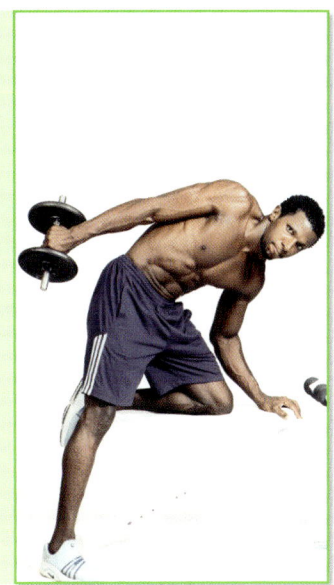

A–B: Die Übungsdurchführung.

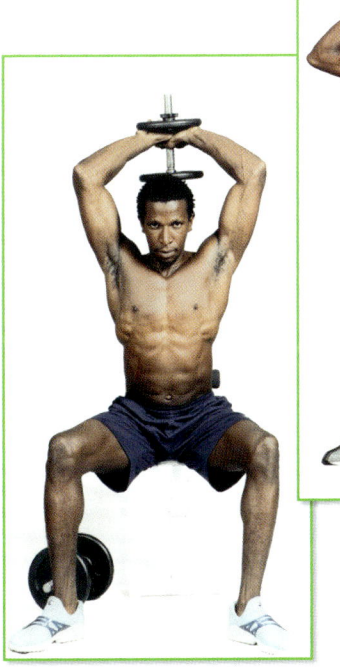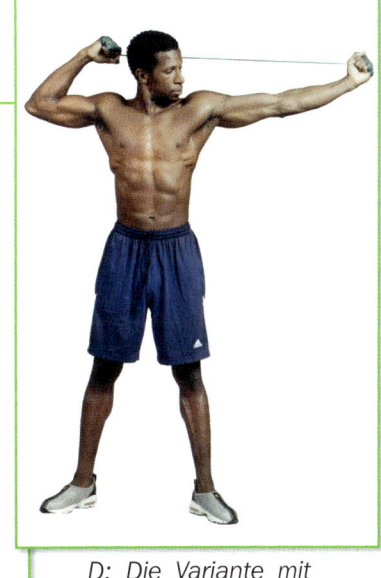

D: Die Variante mit Stretchband. Nach Absolvieren der Wiederholungen in eine Richtung wird die Übung zur anderen Seite ausgeführt.

C: Die beidarmige Übung im Sitz.

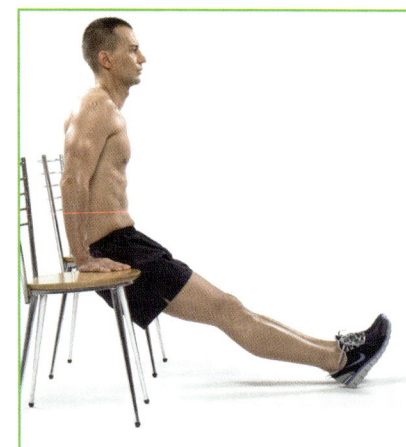

K 13: Dips

Kräftigung:
⭐⭐ hintere Oberarmmuskulatur
⭐ Brust-, Schulter- und
Bauchmuskulatur

Ausgangsposition:
Sie stützen sich mit den Händen auf zwei
Hockern ab. Die Beine zeigen nach vorne und
die Fersen sind aufgestellt. Die Arme sind fast
gestreckt, die Hände befinden sich unterhalb
der Schultern und die Finger zeigen in Richtung der Füße. Spannen Sie die Bauch- und
die Gesäßmuskulatur an und halten Sie den
Rücken gerade.

Übungsdurchführung:
Beugen Sie die Arme, wobei Sie die Ellbogen
möglichst eng am Körper halten und senken
Sie gleichzeitig das Gesäß. Bewegen Sie die
Arme jedoch nur bis zur waagrechten Posi-
tion der Oberarme, um eine Überlastung der
Schultergelenke zu vermeiden. Halten Sie
kurz die Endposition, bevor Sie sich in die
Ausgangsposition zurückdrücken. Vermeiden
Sie es, die Handgelenke abzuknicken.

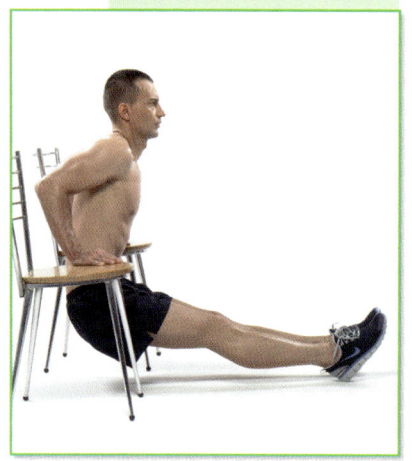

A–B: Die Ausgangs- und die Endposition.

Variante:
Sie können die Übung intensivieren, indem
Sie die Fersen auf einen Gymnastikball auf-
legen.
Alternativ können Sie sich mit den Händen
auf einem Gymnastikball aufstützen.

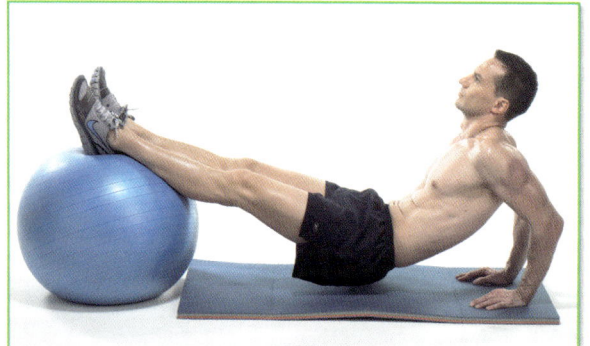

C: Die Variante für Fortgeschrittene.

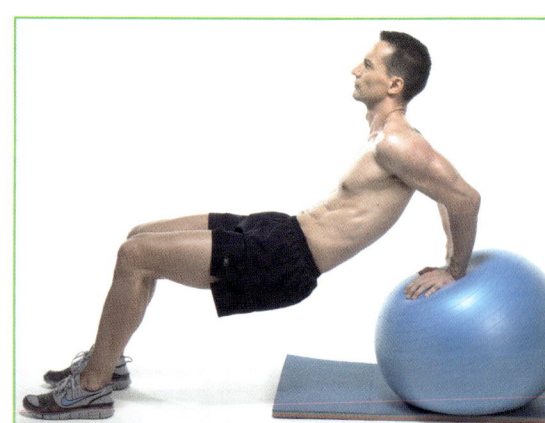

*D: Die Übung mit den Händen
auf dem Gymnastikball.*

K 14: Crunch

Kräftigung:
★★ vordere Bauchmuskulatur, insbesondere oberer Anteil
★ seitliche Bauchmuskulatur

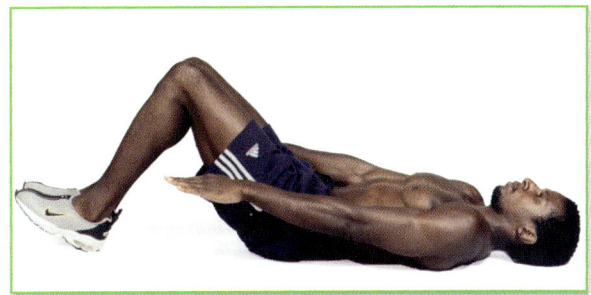

Ausgangsposition:
Sie befinden sich in Rückenlage. Die Hände sind nach vorne gestreckt oder an den Schläfen, ohne jedoch den Kopf abzustützen. Ziehen Sie das Kinn leicht zur Brust und spannen Sie die Bauch- und die Gesäßmuskulatur an.

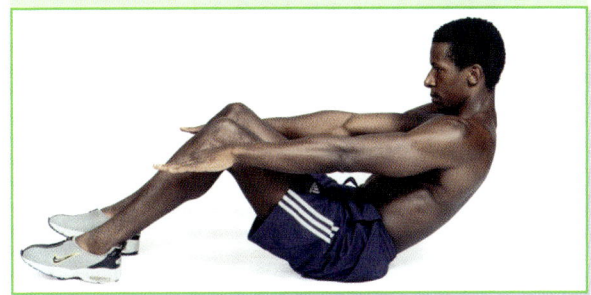

Übungsdurchführung:
Heben Sie langsam den Oberkörper an. Die gesamte Bewegung erfolgt aus der Bauchmuskulatur, ohne Schwung zu holen. Die Endposition halten Sie für etwa drei Sekunden, wobei Sie die Bauchmuskulatur mit maximaler Kraft anspannen und gleichmäßig atmen. Dann senken Sie den Oberkörper langsam wieder, ohne ihn jedoch abzulegen, und wiederholen schließlich die Übung.

A–B: Die Ausgangs- und die Endposition.

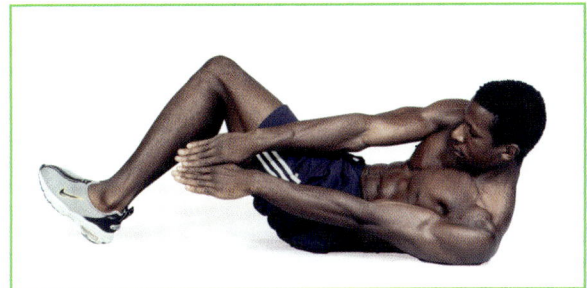

C: Der seitliche Crunch.

Variante:
Durch die seitliche Ausführung können Sie die Aktivität der seitlichen Bauchmuskulatur intensivieren. Dazu senken Sie die gebeugten Beine etwas zu einer Seite ab, um die seitliche Bauchmuskulatur in Vorspannung zu bringen. Die Hände strecken Sie zur anderen Seite, zu der Sie dann den Oberkörper aufrichten.
Sie intensivieren die Übung durch Ausführung auf einem Gymnastikball. Weit Fortgeschrittene können dabei einen Fuß vom Boden abheben.

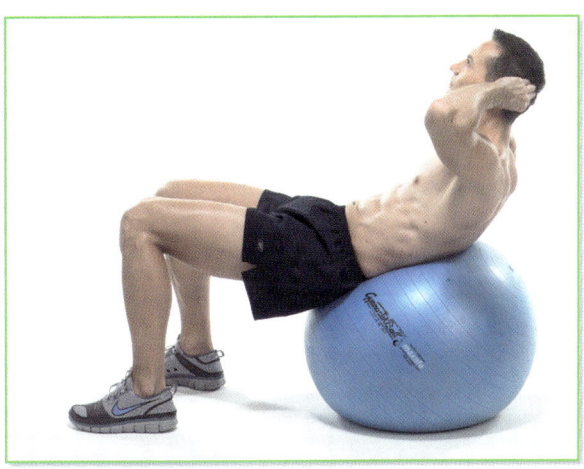

D: Die Intensivierung auf dem Gymnastikball.

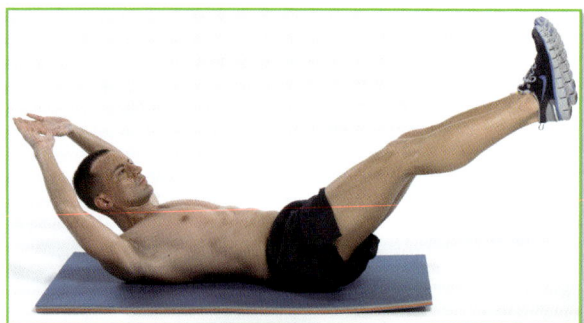

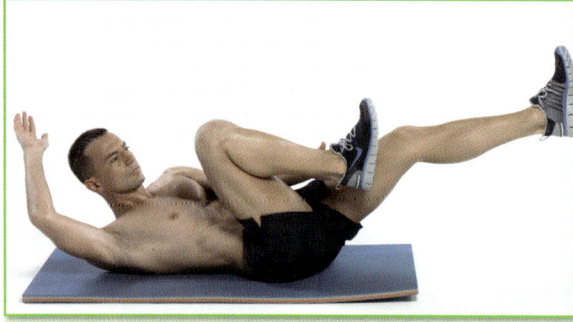

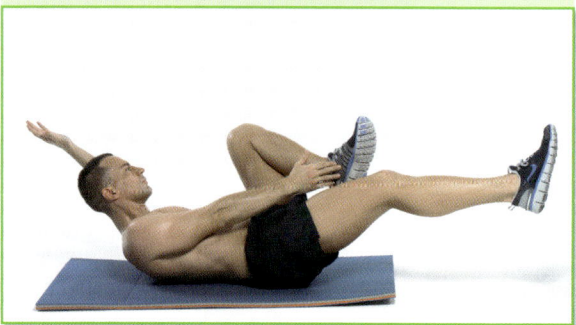

A–C: Der Bewegungsablauf.

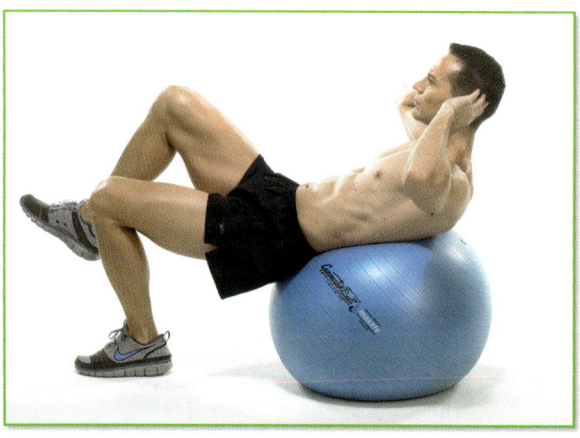

K 15: Käfer

Kräftigung:
- ★ ★ vordere Bauchmuskulatur
- ★ seitliche Bauchmuskulatur

Ausgangsposition:
Sie befinden sich in Rückenlage. Die Arme sind nach oben gerichtet und die Bauch- und die Gesäßmuskulatur sind angespannt. Heben Sie den Kopf und die gestreckten Arme und Beine vom Boden ab. Dabei behält der untere Rücken Bodenkontakt.

Übungsdurchführung:
Heben Sie den Oberkörper zur rechten Seite an. Gleichzeitig ziehen Sie das rechte Knie zum Körper und fassen mit der linken Hand an die rechte Fußinnenseite. Dann bewegen Sie sich langsam in die Ausgangsposition zurück, ohne den Körper abzulegen. Nun führen Sie die Übung zur linken Seite aus. Heben Sie den Oberkörper abwechselnd zur rechten und linken Seite an, bis Sie die beabsichtige Wiederholungszahl erreicht haben. Vermeiden Sie es, die Übung mit Schwung auszuführen und ein Hohlkreuz zu bilden.

Variante:
Sie können auch erst die Hälfte der beabsichtigten Wiederholungszahl zu einer Seite absolvieren, bevor Sie die restlichen Wiederholungen zur anderen Seite hin ausführen.
Einsteiger führen die Übung mit durchgehend angezogenen Beinen aus und halten die Hände an den Schläfen.
Fortgeschrittene können die Übung auf einem Gymnastikball ausführen. Heben Sie dazu ein Bein an und bewegen den Oberkörper zu dieser Seite.

D: Die Intensivierung auf dem Gymnastikball. Heben Sie aus der dargestellten Position heraus den Oberkörper seitlich an.

K 16: Bauchroller

Kräftigung:
★ ★ vordere Bauchmuskulatur
★ seitliche Bauch-, Schulter-,
untere Rücken-,
hintere Oberarm-, Brust- und
vordere Oberschenkelmuskulatur

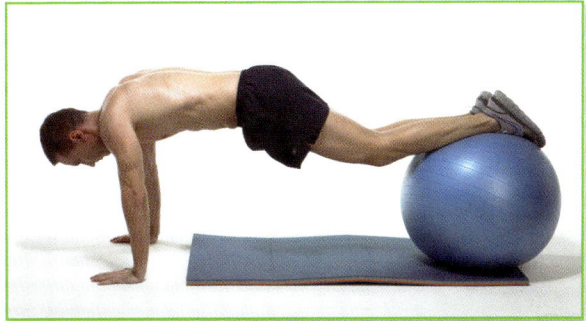

Ausgangsposition:
Sie befinden sich in der Liegestütz-
position, wobei die Zehen oder der
Spann auf einem Gymnastikball posi-
tioniert sind. Stützen Sie sich mit den
Händen so ab, dass sich die Ellbogen
unter den Schultergelenken befinden.
Spannen Sie die Bauch- und die
Gesäßmuskulatur an und halten Sie
den Rücken gerade.

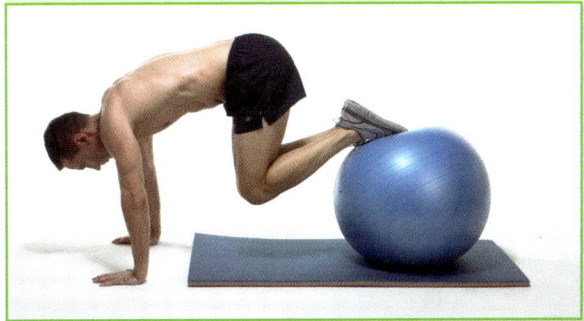

Übungsdurchführung:
Ziehen Sie die Knie zur Brust und rollen Sie somit den Gymnastikball nach
vorne. Das Gesäß bewegt sich dabei
etwas nach oben. Halten Sie die
Position und rollen Sie langsam den
Ball wieder in die Ausgangsposition
zurück. Achten Sie darauf, dass der
Rücken gerade oder leicht nach oben
gewölbt bleibt.

A–B: Die Ausgangs- und die Endposition.

Variante:
Sie können den Ball auch abwechselnd nach links und rechts vorne
rollen.
Fortgeschrittene können die Übung
mit gestreckten Beinen ausführen,
wobei sich das Gesäß hoch nach
oben bewegt.
Wenn Ihnen kein Ball zur Verfügung
steht, können Sie die Übung mit
einem Handtuch auf einem glatten
Boden ausführen. Stellen Sie dazu die
Fußballen auf das zusammengefaltete
Handtuch und rutschen Sie es beim
Aufrichten mit und beim Strecken in
die Ausgangsposition zurück.

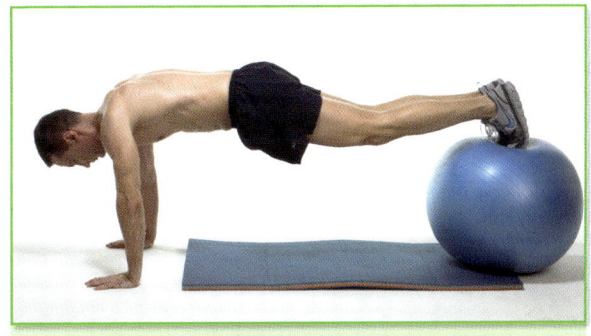

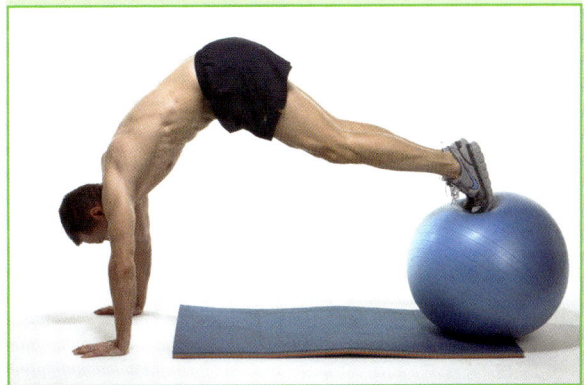

C–D: Die Intensivierung mit gestreckten Beinen.

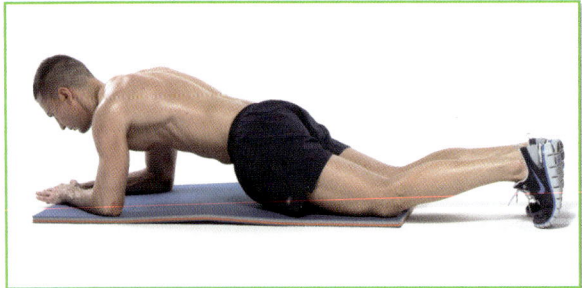

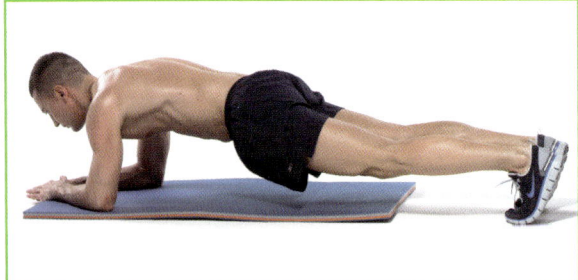

A–B: Die Ausgangs- und die Endposition.

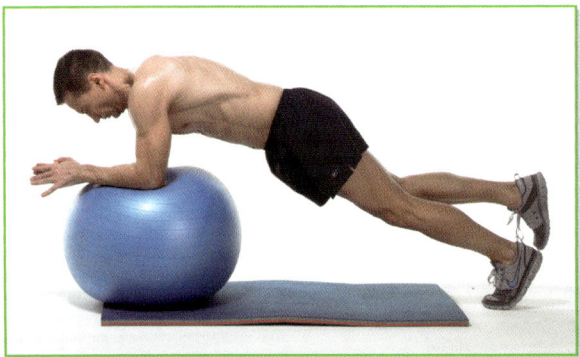

C: Die Intensivierung mit den Unterarmen auf dem Gymnastikball.

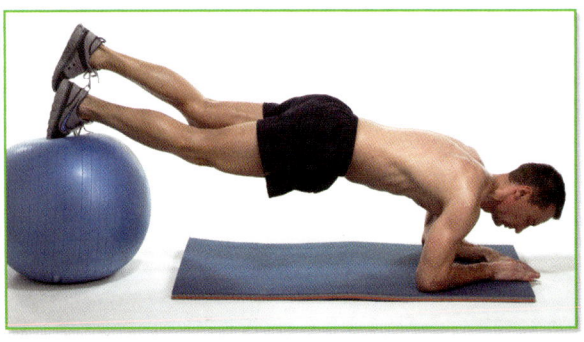

D: Die Variante mit einem Fuß auf dem Gymnastikball.

K 17: Unterarmstütz

Kräftigung:
★ ★ vordere Bauchmuskulatur
★　 Schulter-, untere Rücken-, seitliche Bauch- und vordere Oberschenkelmuskulatur

Ausgangsposition:
Sie befinden sich in Bauchlage, die Zehen sind aufgestellt. Stützen Sie sich mit den Unterarmen so ab, dass sich die Ellbogen unter den Schultergelenken befinden. Spannen Sie die Bauch- und die Gesäßmuskulatur an, um die Position zu stabilisieren.

Übungsdurchführung:
Drücken Sie den Oberkörper nach oben, bis der Rücken gerade ist und die Beine gestreckt sind. Spannen Sie die Füße und Ellbogen zueinander und konzentrieren Sie sich auf die Aktivität der Bauchmuskulatur. Die Endposition wird abhängig vom Leistungsniveau 20–60 Sekunden gehalten. Achten Sie dabei auf eine gleichmäßige Atmung und darauf, dass der Oberkörper nicht ins Hohlkreuz sinkt.
Die statische Ausführung über mehrere Sekunden entspricht der Ausführung eines Satzes bei den dynamischen Übungen.

Variante:
Fortgeschrittene heben abwechselnd ein Bein an und halten es kurz in der Endposition. Auch können Fortgeschrittene die Übung auf einem Gymnastikball ausführen. Dazu können Sie die Unterarme oder die Füße auf dem Gymnastikball aufstellen.

K 18: Seitlicher Unterarmstütz

Kräftigung:
⭐⭐ seitliche Bauchmuskulatur
⭐ Schulter-, untere Rücken-, vordere Bauch- und äußere Oberschenkelmuskulatur

Ausgangsposition:
Sie befinden sich in Seitenlage, der Unterarm ist unterhalb der Schulter aufgesetzt. Das Becken und das untere Bein sind auf dem Boden abgelegt. Bringen Sie den Unterarm und den Fuß zueinander in Spannung und aktivieren Sie die Bauch- und die Gesäßmuskulatur.

Übungsdurchführung:
Heben Sie das Becken und den Oberschenkel so an, dass nur noch die Fußaußenseite den Boden berührt. Halten Sie kurz die Endposition und bewegen Sie dann das Becken nach unten, ohne es abzulegen. Anschließend wiederholen Sie die Übung. Vermeiden Sie Ausweichbewegungen mit dem Oberkörper und achten Sie auf eine gleichmäßige Atmung.

Variante:
Sie können die Übung intensivieren, indem Sie das obere Bein anheben und den oberen Arm über den Kopf strecken.
Weit Fortgeschrittene führen die Übung auf einem Gymnastikball aus, wobei der Unterarm oder der untere Fuß auf dem Ball positioniert ist.

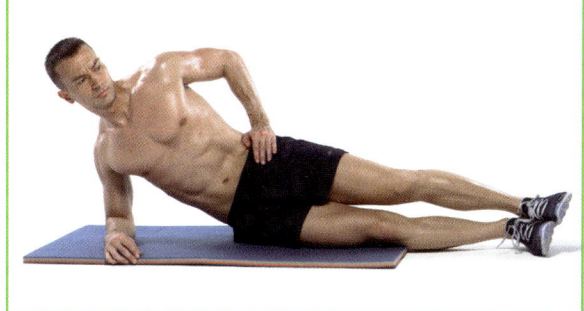

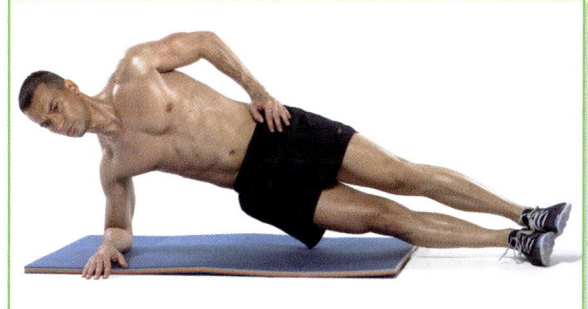

A–B: Die Ausgangs- und die Endposition.

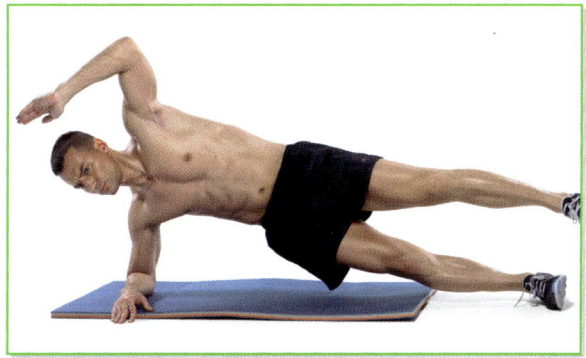

C: Die Intensivierung mit Anheben von oberem Arm und Bein.

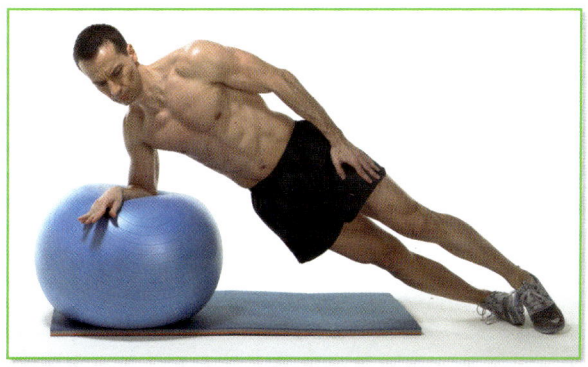

D: Die Variante auf dem Gymnastikball.

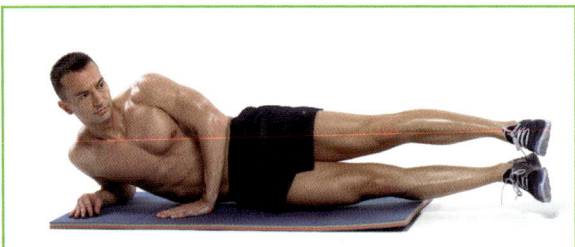

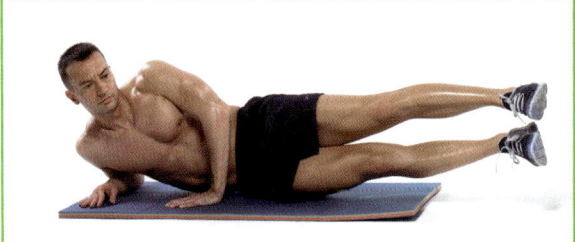

A–B: Die Ausgangs- und die Endposition.

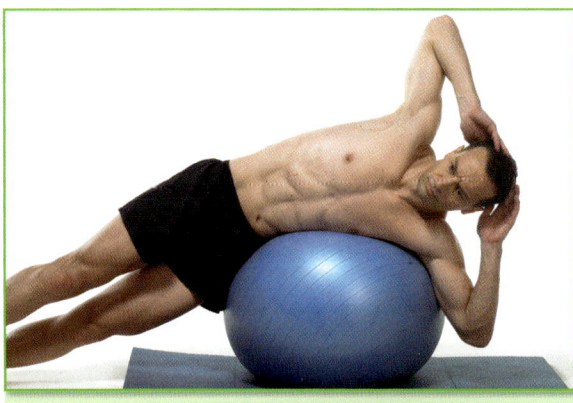

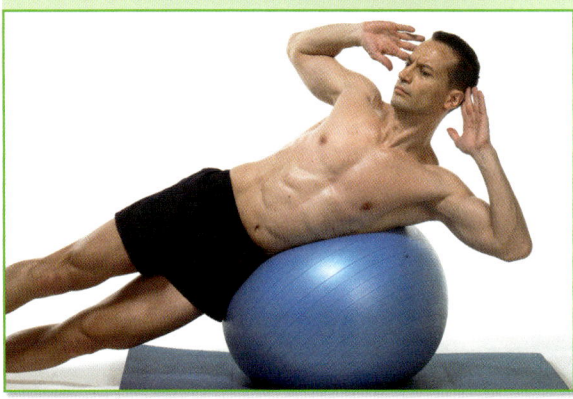

C–D: Das Anheben des Oberkörpers auf dem Gymnastikball.

K 19: Körper anheben in Seitenlage

Kräftigung:
★ ★ seitliche Bauchmuskulatur
★ vordere Bauchmuskulatur

Ausgangsposition:
Sie befinden sich in Seitenlage, beide Beine sind gestreckt abgelegt. Den oberen Arm stellen Sie vor dem Körper auf, um die Position zu fixieren. Spannen Sie die Bauch- und die Gesäßmuskulatur an.

Übungsdurchführung:
Heben Sie die aneinander liegenden Beine so weit wie möglich an. Die Endposition halten Sie für etwa drei Sekunden, wobei Sie die seitliche Bauchmuskulatur mit maximaler Kraft anspannen und gleichmäßig atmen. Dann senken Sie die Beine langsam nach unten, ohne sie abzulegen, und wiederholen schließlich die Übung. Achten Sie auf eine gleichmäßige Bewegungsausführung und darauf, dass Sie die Hüfte nicht nach vorne oder hinten abknicken.

Variante:
Zur Intensivierung der Übung können Sie einen Medizinball zwischen den Füßen halten.
Alternativ können Sie den Oberkörper aus der seitlichen Bodenlage anheben. Um die Position zu stabilisieren, stellen Sie das obere Bein vor dem unteren Bein ab oder aber Sie fixieren den Unterschenkel an einem tiefen Gegenstand.
Fortgeschrittene halten in der Ausgangsposition die Beine in der Luft und heben und senken dann den Oberkörper seitlich.
Weit Fortgeschrittene können das seitliche Anheben des Oberkörpers auf einem Gymnastikball durchführen.

K 20: Rückwärtiger Unterarmstütz

Kräftigung:
★★ Schulter-, untere Rücken- und
hintere Oberschenkelmuskulatur
★ Bauch- und Gesäßmuskulatur

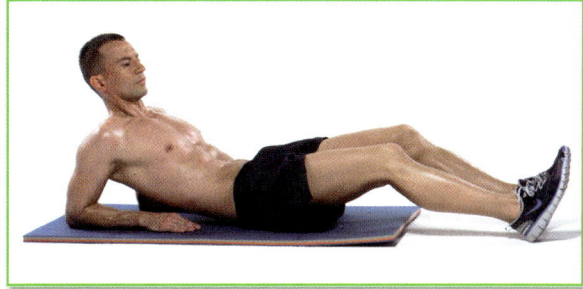

Ausgangsposition:
Sie liegen auf dem Rücken und haben
die Fersen aufgestellt. Stützen Sie
sich mit den Unterarmen so ab, dass
sich die Ellbogen unter den Schultergelenken befinden. Spannen Sie die
Bauch- und die Gesäßmuskulatur an,
um die Position zu stabilisieren.

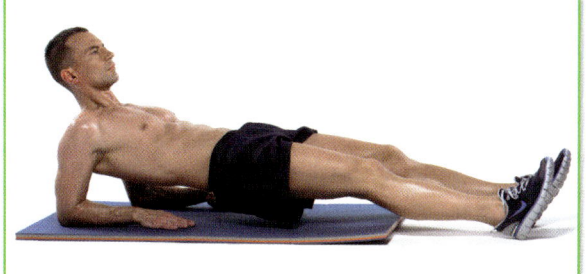

A–B: Die Ausgangs- und die Endposition.

Übungsdurchführung:
Drücken Sie den Oberkörper nach
oben, bis der Rücken gerade ist und
die Beine gestreckt sind. Die Endposition wird abhängig vom Leistungsniveau 20–60 Sekunden gehalten.
Achten Sie dabei auf eine gleichmäßige Atmung und darauf, dass die
Rumpfmuskulatur durchgehend in
Spannung ist.
Die statische Ausführung über mehrere Sekunden entspricht der Ausführung eines Satzes bei den dynamischen Übungen.

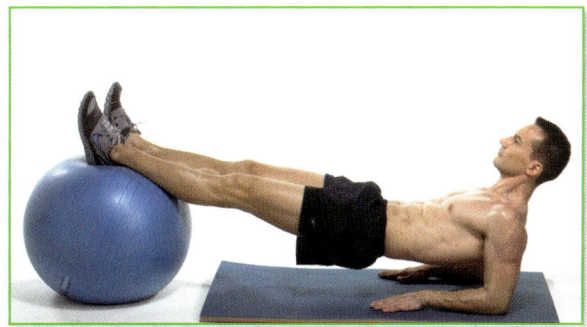

C: Die Ausführung mit den Füßen auf dem Gymnastikball.

Variante:
Fortgeschrittene heben abwechselnd
ein Bein an und halten es kurz in der
Endposition.
Zur Intensivierung positionieren Sie
die Fersen auf einem Gymnastikball.

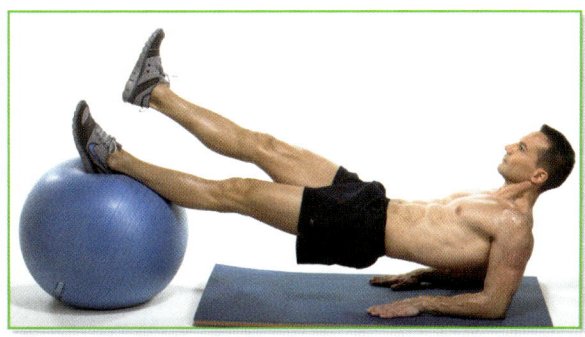

D: Die einbeinige
Variante auf dem
Ball.

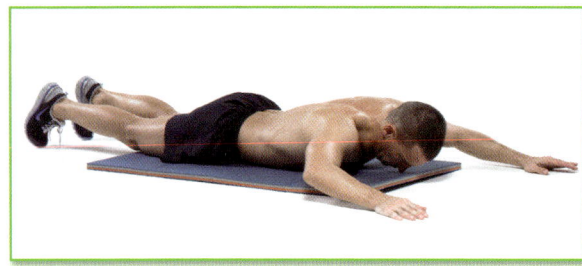

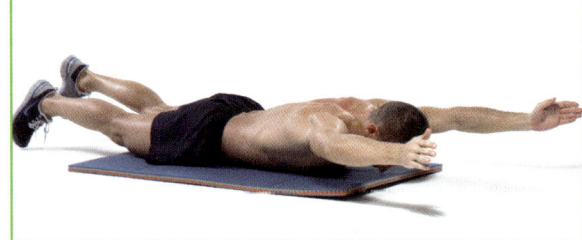

A–B: Die Ausgangs- und die Endposition.

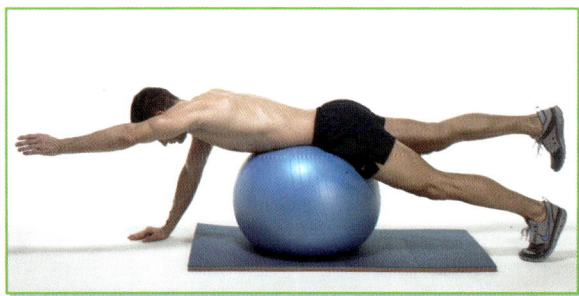

C: Das diagonale Anheben auf dem Gymnastikball.

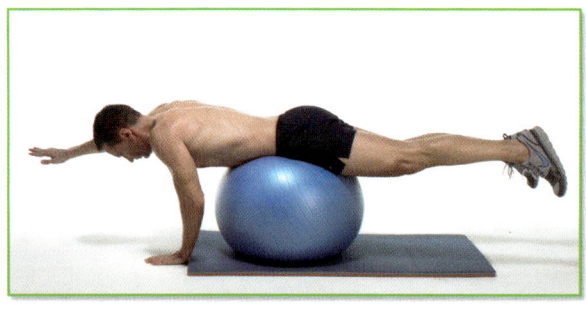

D: Die intensive Variante auf dem Ball.

K 21: Arme und Beine anheben

Kräftigung:
⋆ ⋆ untere Rückenmuskulatur
⋆ Nacken-, hintere Schulter- und hintere Oberschenkelmuskulatur

Ausgangsposition:
Sie liegen auf dem Bauch, die Arme sind nach oben gestreckt und die Stirn ist aufgelegt. Spannen Sie die Bauch- und die Gesäßmuskulatur an. Zur Vermeidung eines Hohlkreuzes können Sie ein gefaltetes Handtuch unter den Bauch legen.

Übungsdurchführung:
Heben Sie gleichzeitig Kopf, Arme und Beine an. Die Arme bewegen Sie höher als den Kopf, die Stirn bleibt parallel zum Boden. Die Endposition wird abhängig vom Leistungsniveau 20–60 Sekunden gehalten. Achten Sie auf gleichmäßige Atmung und angespannte Bauchmuskulatur und darauf, dass der Rücken nicht in ein Hohlkreuz fällt. Das Halten dieser Position entspricht der Durchführung eines Satzes bei den dynamischen Übungen.

Variante:
Einsteiger können die Übung vereinfachen, indem sie den Kopf, den linken Arm und das rechte Bein anheben. Anschließend führen sie die Übung mit rechtem Arm und linkem Bein aus.
Zur Intensivierung können Sie die Übung auf einem Gymnastikball ausführen. Weit Fortgeschrittene können dabei beide Beine anheben.

K 22: Oberkörper aufrichten

Kräftigung:
* ⭑⭑ untere Rückenmuskulatur
* ⭑ Nacken-, hintere Schulter- und obere Rückenmuskulatur

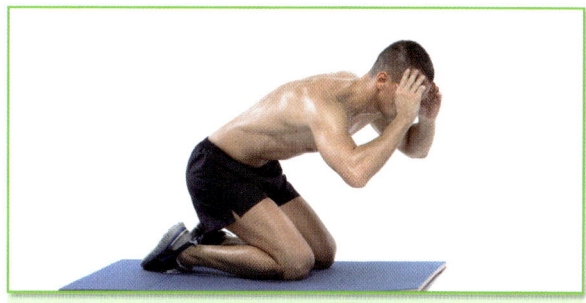

Ausgangsposition:
Sie knien auf dem Boden, der Oberkörper ist aufrecht und die Hände sind hinter dem Kopf oder an den Schläfen. Spannen Sie die Bauch- und die Gesäßmuskulatur an, um die Position zu stabilisieren. Rollen Sie den Oberkörper nach vorne ein und bewegen Sie die Ellbogen nach vorne, ohne dabei die Position der Hände zu verändern.

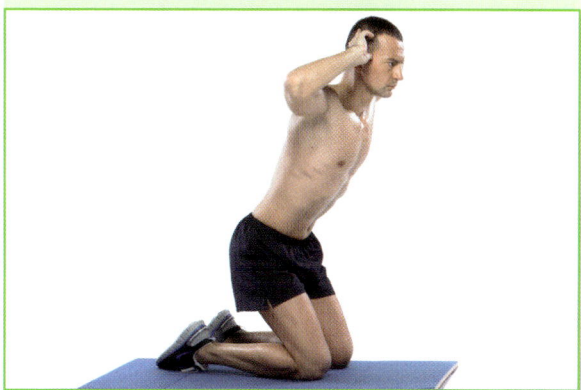

Übungsdurchführung:
Richten Sie den Oberkörper langsam auf. Dabei bewegen Sie die Ellbogen nach hinten und ziehen die Schulterblätter zusammen. Halten Sie kurz die Endposition, bevor Sie den Oberkörper wieder in die Ausgangsposition nach vorne bewegen. Achten Sie auf angespannte Bauchmuskulatur, um ein Hohlkreuz zu vermeiden.

A–B: Die Ausgangs- und die Endposition.

Variante:
Fortgeschrittene können die Übung mit Kurzhanteln oder Medizinball intensivieren.
Die Übung ist auch im Stand möglich. Aus dem aufrechten Stand mit leicht gebeugten Beinen verlagern Sie den Oberkörper nach vorne und schieben gleichzeitig das Gesäß zurück. Achten Sie besonders auf angespannte Bauchmuskulatur.
Als Alternative können Sie die Übung auf einem Gymnastikball ausführen. Dazu drücken Sie die Fußballen fest auf den Boden.

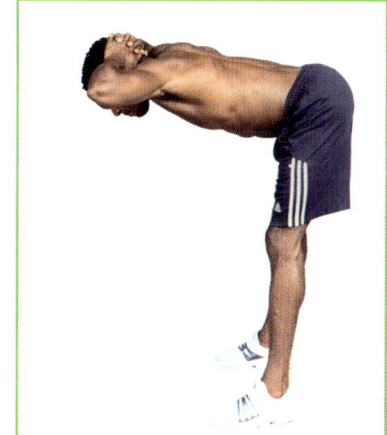

C: Die Ausführung im Stand.

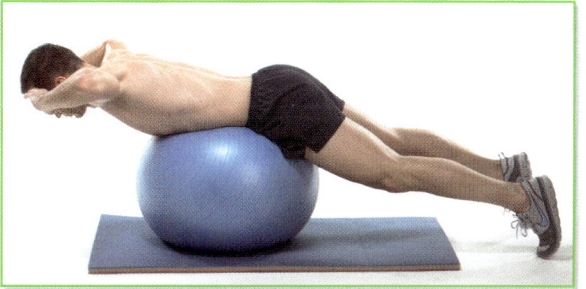

D: Die Variante auf dem Gymnastikball.

5. Kräftigungsübungen für Beine und Gesäß

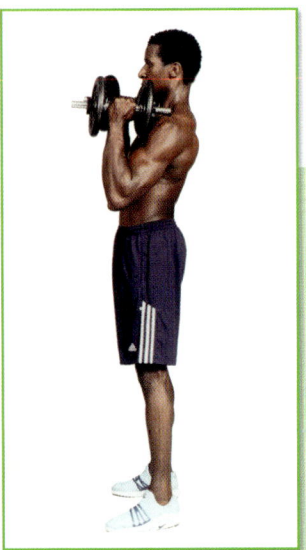

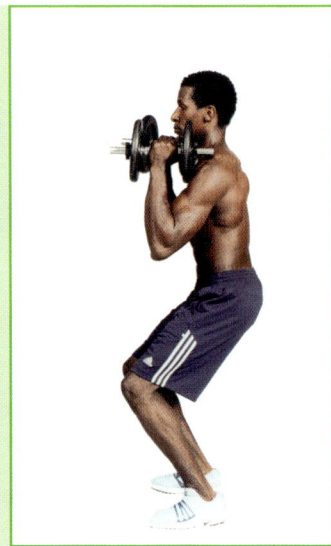

A–C: Der Bewegungsablauf.

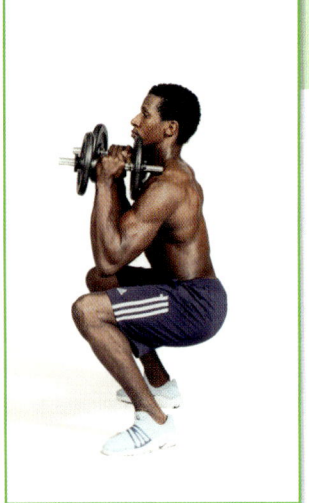

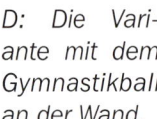

D: Die Variante mit dem Gymnastikball an der Wand.

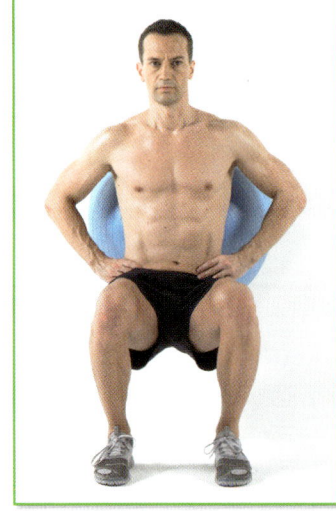

K 23: Beidbeinige Kniebeuge

Kräftigung:
⭐⭐ Oberschenkelmuskulatur (insbesondere vorderer Anteil), Gesäßmuskulatur
⭐ untere Rücken- und Wadenmuskulatur

Ausgangsposition:
Sie stehen aufrecht. Die Beine sind leicht gebeugt, die Füße sind etwas weiter als schulterbreit auseinander und weisen leicht nach außen. In den Händen halten Sie Kurzhanteln. Spannen Sie die Bauch- und die Gesäßmuskulatur an.

Übungsdurchführung:
Beugen Sie die Beine, bis sich die Oberschenkel etwas tiefer als in waagrechter Position befinden, und schieben Sie gleichzeitig das Gesäß nach hinten. Halten Sie kurz die Endposition, wobei Sie die Beinmuskulatur mit maximaler Kraft anspannen und dabei gleichmäßig atmen. Dann strecken Sie die Beine und wiederholen schließlich die Übung. Achten Sie auf einen geraden Rücken und darauf, dass die Knie über den Füßen bleiben und nicht nach vorne oder zur Seite ausweichen.

Variante:
Sie können die Hanteln auch seitlich neben dem Körper halten.
Sie intensivieren die Aktivität der Wadenmuskulatur, wenn Sie die Fersen bei der Beinstreckung vom Boden abheben.
Sie können die Übung mit einem Gymnastikball an einer Wand ausführen, um die Rumpfmuskulatur mitzutrainieren. Drücken Sie dazu Ihren Rücken fest gegen den Ball, so dass der Ball bei den Bewegungen mitrollt.

K 24: Einbeinige Kniebeuge

Kräftigung:
★ ★ Oberschenkel- und Gesäßmuskulatur
★ untere Rücken- und Wadenmuskulatur

Ausgangsposition:
Sie stehen aufrecht, ein Fuß ist auf einem Gymnastikball abgelegt, die Hände sind in die Hüften gestemmt. Konzentrieren Sie sich auf die Belastung von Fußballen, Fußaußenkante und Ferse, um stabil zu stehen. Spannen Sie die Bauch- und die Gesäßmuskulatur an und halten Sie den Rücken gerade.

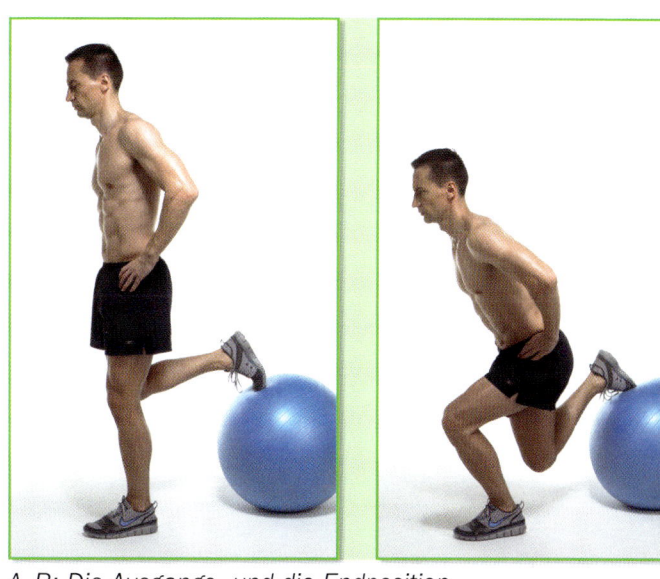

A–B: Die Ausgangs- und die Endposition.

Übungsdurchführung:
Beugen Sie langsam das Standbein, bis das hintere Knie fast den Boden berührt, ohne es jedoch abzulegen. Halten Sie kurz die Endposition, bevor Sie das Bein strecken und die Übung wiederholen. Achten Sie auf einen geraden Rücken und darauf, dass das vordere Knie über dem Standfuß bleibt und nicht nach vorne oder zur Seite ausweicht.

Variante:
Einsteiger legen das Bein auf einem stabilen Untergrund wie einem Stuhl. Fortgeschrittene können das hintere Bein in der Luft halten und Zusatzgewichte einsetzen. Als Alternative können Sie ein Bein nach vorne gestreckt in der Luft halten.

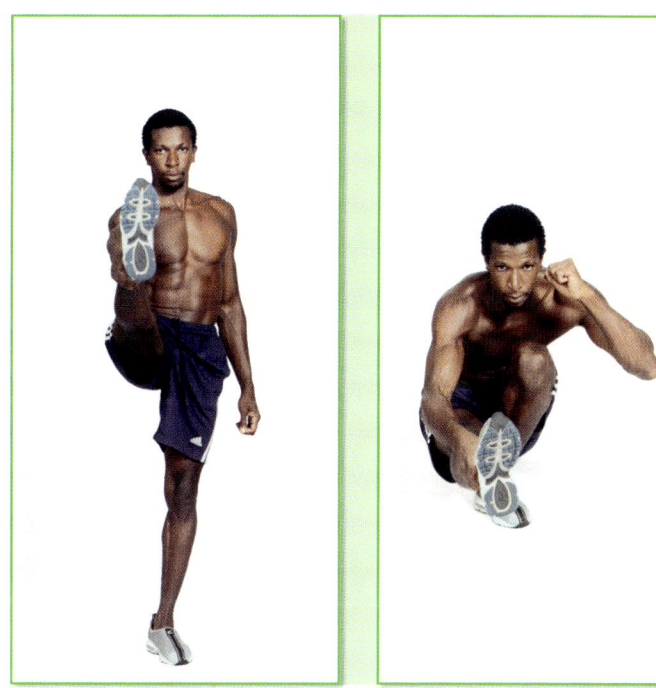

C–D: Die Variante mit nach vorne gestrecktem Bein.

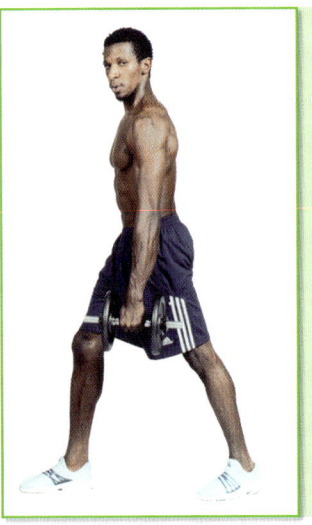 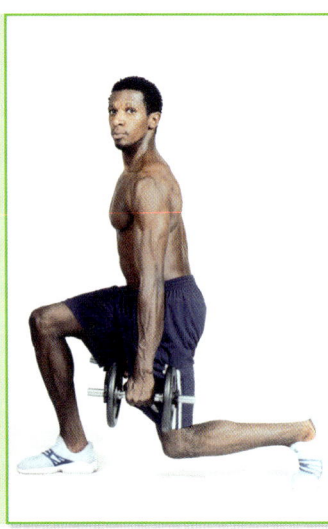

A–B: Die Ausgangs- und die Endposition.

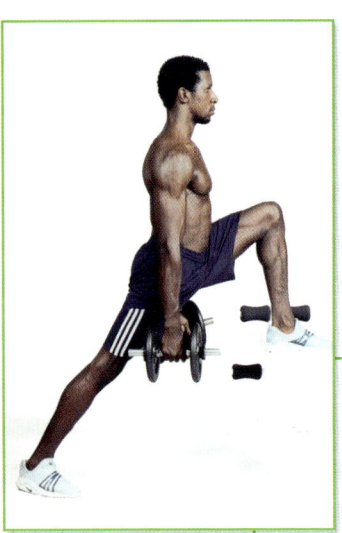

C: Die Übung auf der Bank.

K 25: Ausfallschritt

Kräftigung:
⋆ ⋆ Oberschenkelmuskulatur (insbesondere vorderer Anteil), Gesäßmuskulatur
⋆ untere Rücken- und Wadenmuskulatur

Ausgangsposition:
Sie befinden sich im Ausfallschritt. Das hintere Bein ist auf den Zehenspitzen und in den Händen halten Sie Kurzhanteln. Spannen Sie die Bauch- und die Gesäßmuskulatur an und halten Sie den Oberkörper gerade.

Übungsdurchführung:
Beugen Sie die Beine so weit wie möglich nach unten, ohne das Knie abzulegen und die Position der Füße zu verändern. Bleiben Sie kurz in der Endposition, bevor Sie die Beine wieder strecken, und schließlich die Übung wiederholen. Achten Sie darauf, dass das vordere Knie über dem Fuß bleibt und nicht nach vorne oder zur Seite ausweicht.

Variante:
Sie können Ausfallschritte auf einer Bank ausführen, um das Training der Gesäßmuskulatur zu intensivieren. Fortgeschrittene können auch den vorderen Fuß auf einen beweglichen Untergrund stellen, wie ein Therapiekreisel oder ein Balance-Pad.

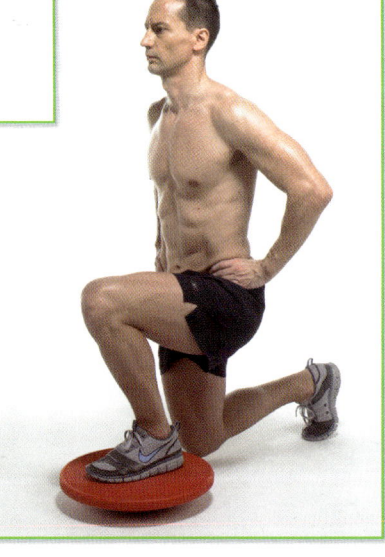

D: Die Variante mit dem Therapiekreisel.

K 26: Schulterbrücke

Kräftigung:
* ⭐⭐ hintere Oberschenkel- und Gesäßmuskulatur
* ⭐ untere Rücken- und vordere Oberschenkelmuskulatur

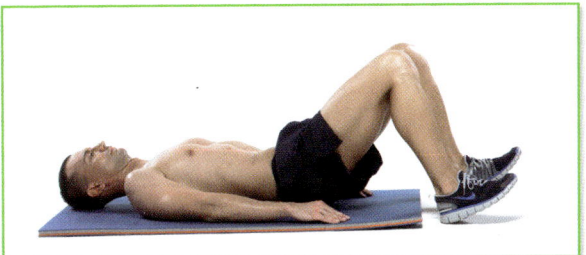

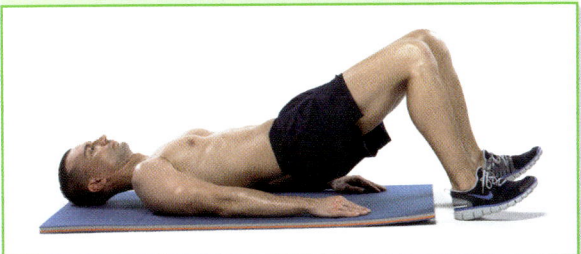

Ausgangsposition:
Sie liegen auf dem Rücken. Die Arme sind auf dem Boden abgelegt, die Beine sind in einem Kniegelenkswinkel von etwa 90 Grad angezogen und die Fersen sind aufgestellt. Spannen Sie die Bauch- und die Gesäßmuskulatur an, um die Position zu stabilisieren.

A–B: Die Ausgangs- und die Endposition.

Übungsdurchführung:
Drücken Sie die Füße fest auf den Boden und heben Sie das Becken so weit hoch, bis Oberschenkel und Rücken in einer Linie sind. Nun senken und heben Sie das Becken mehrfach, ohne es abzulegen. Achten Sie auf gleichmäßige Bewegungsausführung und darauf, dass die Bauchmuskulatur durchgehend in Spannung ist.

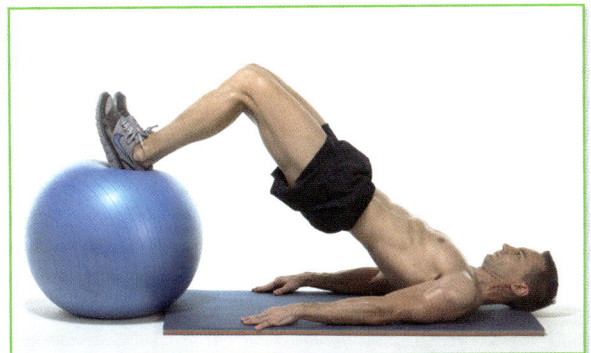

C: Die beidbeinige Variante mit Gymnastikball.

Variante:
Fortgeschrittene führen die Übung einbeinig aus. Eine zusätzliche Intensivierung erreichen Sie, wenn Sie die Fersen auf einen Gymnastikball aufstellen. Nur wenige Sportler können die Variante auf dem Ball einbeinig ausführen.
Als Variante stellen Sie die Fersen auf einem Gymnastikball auf und rollen den Ball in Richtung Gesäß. Dann rollen Sie den Ball in die Ausgangsposition zurück und wiederholen schließlich die Übung.

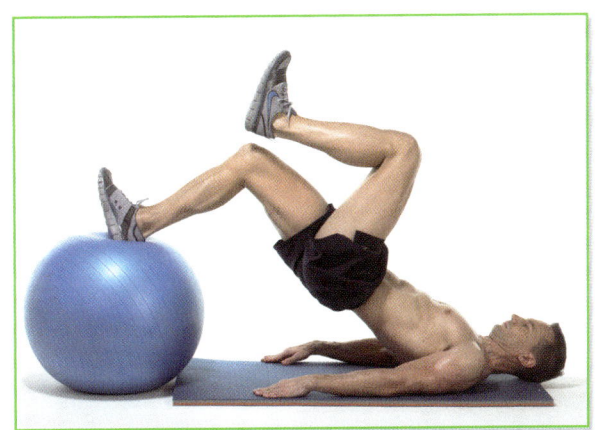

D: Das einbeinige Anrollen mit dem Gymnastikball.

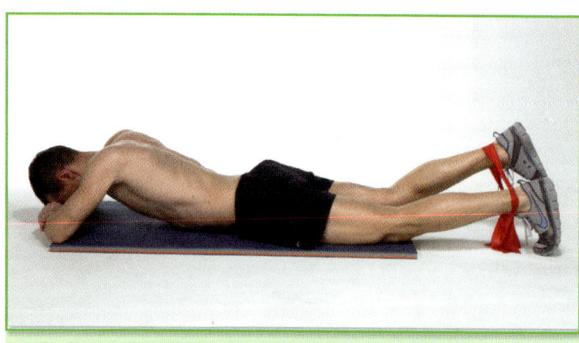

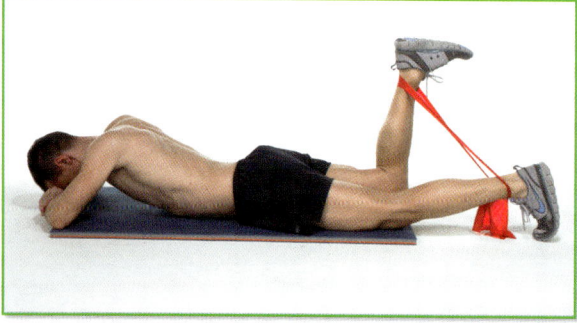

A–B: Die Ausgangs- und die Endposition. Sie vermeiden Druckschmerzen, indem Sie das Band großflächig um die Füße legen.

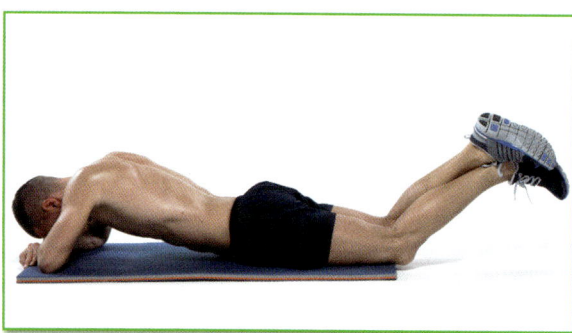

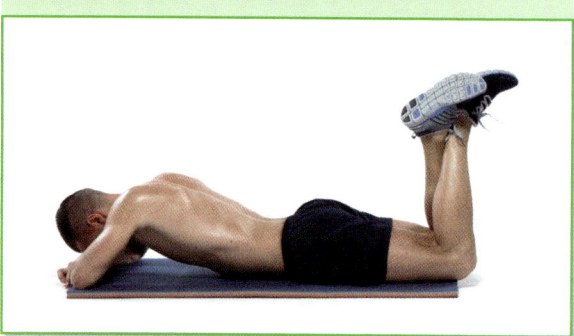

C–D: Bei der Variante werden die Unterschenkel gegeneinander gedrückt.

K 27: Unterschenkel anziehen

Kräftigung:
★★ hintere Oberschenkelmuskulatur
★ untere Rücken-, vordere Oberschenkel- und Gesäßmuskulatur

Ausgangsposition:
Sie liegen auf dem Bauch und haben ein Stretchband um die Füße befestigt. Die Stirn können Sie auf den Armen ablegen, was jedoch nicht zwingend erforderlich ist. Heben Sie einen Unterschenkel soweit an, dass sich das Band in mittlerer Spannung befindet. Das andere Bein drückt auf den Boden und die Bauch- und die Gesäßmuskulatur sind angespannt.

Übungsdurchführung:
Bewegen Sie den Unterschenkel gegen den Widerstand des Bandes so weit wie möglich zum Gesäß. Halten Sie kurz die Endposition und bringen Sie dann das Bein in die Ausgangsposition zurück, jedoch nicht darüber hinaus, damit das Band in Spannung bleibt. Achten Sie auf gleichmäßige Bewegungsausführung und darauf, dass das Becken auf dem Boden bleibt.

Variante:
Sie können das Band auch an einem tiefen Gegenstand, wie einem Bettkasten, befestigen.
Alternativ heben Sie einen Unterschenkel etwas an und legen dann den anderen Fuß gegen die Achillessehne oder Ferse. Bewegen Sie den Unterschenkel gegen den kraftvollen Widerstand des anderen Fußes so weit wie möglich zum Gesäß.

K 28: Bein anziehen

Kräftigung:
★ ★ innere Oberschenkelmuskulatur

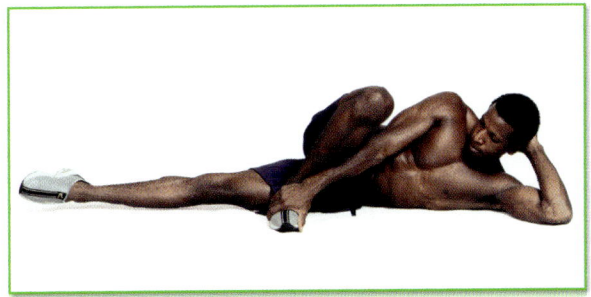

Ausgangsposition:
Sie befinden sich in Seitenlage, das untere Bein ist gestreckt abgelegt und das obere vor dem Körper aufgestellt. Der untere Arm stützt den Kopf, während sich der obere vor dem Körper befindet, um die Position zu fixieren. Spannen Sie die Bauch- und die Gesäßmuskulatur an.

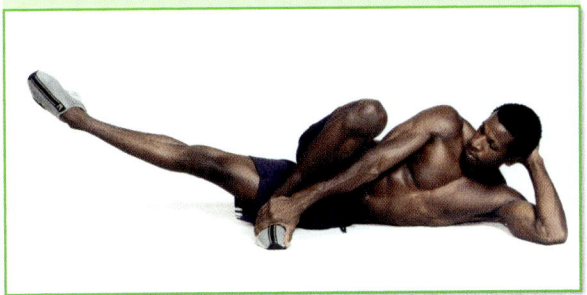

Übungsdurchführung:
Heben Sie das untere Bein so hoch wie möglich, wobei die Ferse lang gestreckt ist und der Fuß parallel zum Boden bleibt. Halten Sie kurz die Endposition, bevor Sie das Bein wieder senken, ohne es jedoch abzulegen, und schließlich die Übung wiederholen. Achten Sie darauf, dass Sie die Bewegung möglichst gleichmäßig ausführen.

A–B: Die Ausgangs- und die Endposition.

Variante:
Sie können die Übung auch mit Fußgelenksgewichten intensivieren.
Alternativ können Sie diese Muskelgruppe auch im Stand trainieren. Befestigen Sie das Stretchband um einen tiefen Gegenstand, verknoten Sie es und legen Sie die Schlaufe großflächig um die Fußinnenseite. Das Standbein ist leicht gebeugt und das Übungsbein nach außen gespreizt, wobei das Band etwas in Spannung ist. Ziehen Sie das Übungsbein am Standbein vorbei und halten Sie kurz die Endposition, bevor Sie das Bein wieder zurückbewegen. Einsteiger halten sich dabei an einer Stuhllehne fest.
Weit Fortgeschrittene können die Übung im Stand auf einem Therapiekreisel ausführen.

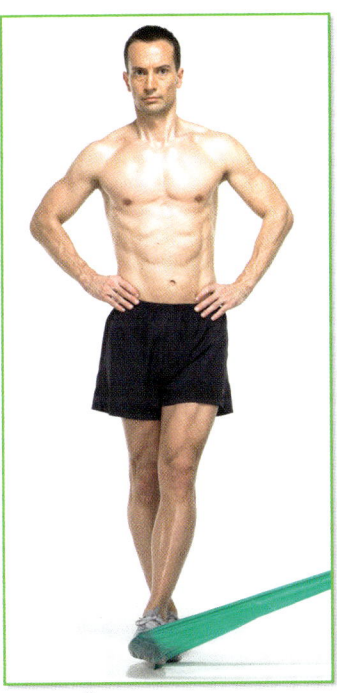

C: Die Übung im Stand.

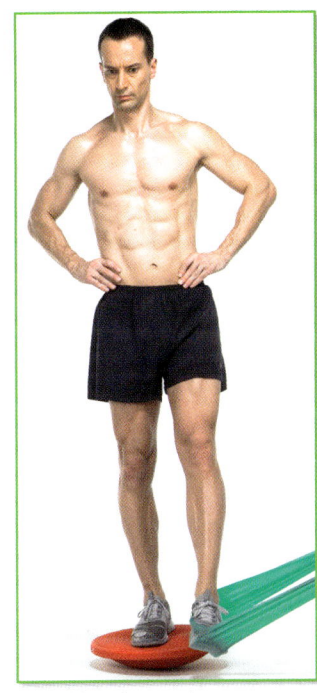

D: Die intensive Variante auf einem Therapiekreisel.

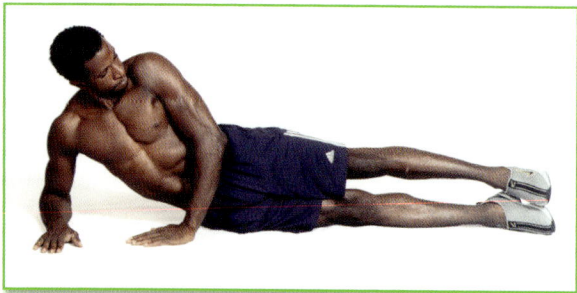

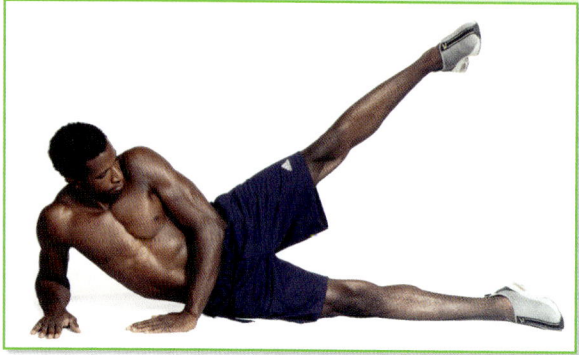

A–B: Die Ausgangs- und die Endposition.

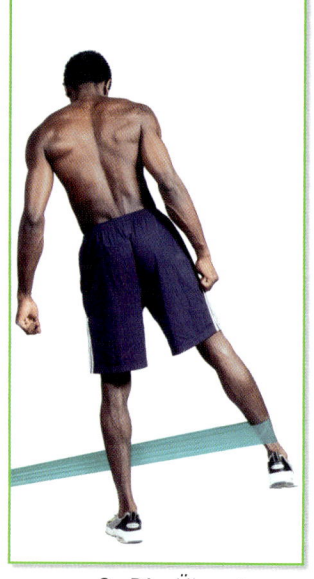

C: Die Übung im Stand.

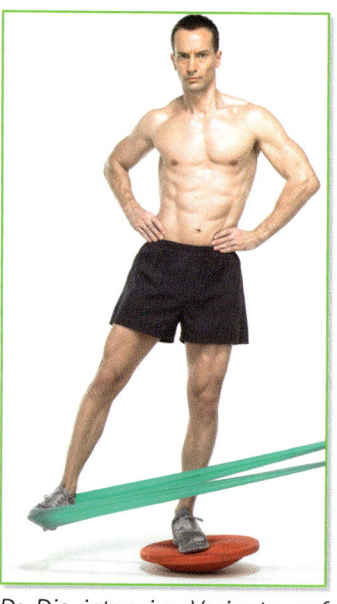

D: Die intensive Variante auf einem Therapiekreisel.

K 29: Bein abspreizen

Kräftigung:
* ★ ★ äußere Oberschenkelmuskulatur
* ★ Gesäßmuskulatur

Ausgangsposition:
Sie liegen auf der Seite, das untere Bein ist leicht gebeugt und das obere Bein gestreckt abgelegt. Der obere Arm ist vor dem Körper aufgestellt, um die Position zu fixieren. Spannen Sie die Bauch- und die Gesäßmuskulatur an.

Übungsdurchführung:
Heben Sie das obere Bein weit an, wobei die Ferse lang gestreckt ist und der Fuß parallel zum Boden bleibt. Halten Sie kurz die Endposition, bevor Sie das Bein wieder langsam nach unten bewegen, ohne es jedoch abzulegen, und schließlich die Übung wiederholen. Achten Sie darauf, dass Sie die Bewegung möglichst gleichmäßig ausführen.

Variante:
Sie können die Übung mit Fußgelenksgewichten intensivieren.
Alternativ können Sie diese Muskelgruppe auch im Stand trainieren. Befestigen Sie das Stretchband um einen tiefen Gegenstand, verknoten es und legen die Schlaufe großflächig um den äußeren Fuß. Das Standbein ist leicht gebeugt und das Übungsbein geringfügig angehoben, wobei das Band etwas in Spannung ist. Spreizen Sie das gestreckte Bein gegen den Widerstand des Bandes weit nach außen und halten Sie kurz die Endposition, bevor Sie das Bein wieder zurückbewegen. Einsteiger halten sich dabei an einer Stuhllehne fest. Weit Fortgeschrittene können die Übung im Stand auf einem Therapiekreisel ausführen.

K 30: Fersen anheben

Kräftigung:
★ ★ Wadenmuskulatur

Ausgangsposition:
Sie befinden sich im aufrechten Stand auf einer Treppenstufe oder auf dem Boden, wo Sie allerdings nur einen kleinen Bewegungsspielraum besitzen. Die Füße sind hüftbreit auseinander und nach vorne gerichtet und die Arme sind in die Hüften gestemmt. Spannen Sie die Bauch- und die Gesäßmuskulatur an.

Übungsdurchführung:
Bewegen Sie die Fersen so hoch wie möglich. Halten Sie kurz die Endposition, wobei Sie die Wadenmuskulatur mit maximaler Kraft anspannen und gleichmäßig atmen. Dann senken Sie die Fersen, ohne sie abzusetzen, und wiederholen schließlich die Übung. Achten Sie darauf, dass Sie die Übung ohne Schwung ausführen, da die Bewegung ausschließlich über die Kraft der Wadenmuskulatur erfolgen muss.

Variante:
Sie können die Übung mit Kurzhanteln intensivieren. Auch können Fortgeschrittene die Übung einbeinig ausführen.
Zur besseren Stabilität können Sie sich nach vorne lehnen und abstützen. Je weniger Gewicht Sie mit den Händen tragen, desto intensiver wird die Übung.

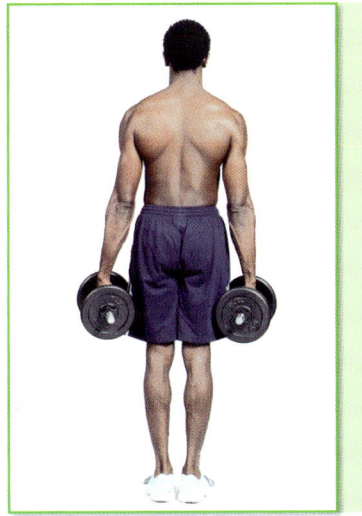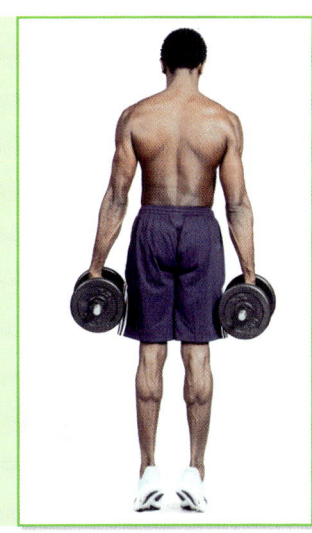

A–B: Die Ausgangs- und die Endposition mit Kurzhanteln.

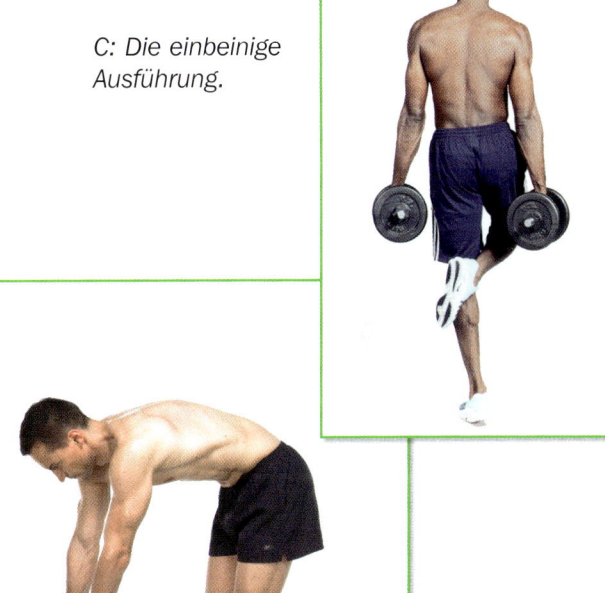

C: Die einbeinige Ausführung.

D: Die Variante mit Abstützen auf dem Gymnastikball.

6. Über das Ausdauertraining

Das Ausdauertraining ist ein wichtiger Bestandteil im Bodyforming, denn mit dem Training erhöhen Sie Ihren Energieverbrauch. Sie können dadurch ein höheres Defizit in Ihrer Kalorienbilanz erreichen und somit mehr Körperfett abbauen. Außerdem kräftigt das Ausdauertraining den Herzmuskel, wodurch sich Ruhepuls und Belastungspuls senken und Sie körperliche Belastungen länger durchhalten können. Das Ausdauertraining mit gemäßigter Intensität hat weitere positive Effekte für die Gesundheit: Sie stärken das Immunsystem, beschleunigen die Regenerationsfähigkeit, können besser schlafen und fördern Ihr Wohlbefinden.

Wichtige Tipps

• **Nicht übertreiben**
Das Bodyforming hat nicht zum Ziel, dass Sie sich zu einem Langstreckenläufer entwickeln. Es geht vielmehr darum, den Körper ausgewogen zu trainieren und mit dem Ausdauertraining als Ergänzung zum Krafttraining zusätzlich Kalorien zu verbrennen. Trainieren Sie deshalb häufig mit kurzer Dauer und geringer Intensität, als dass Sie selten und intensiv trainieren. Ansonsten benötigen Sie längere Regenerationszeiten und überlasten möglicherweise Ihren Körper, was die Anfälligkeit für Verletzungen und Infekte erhöht.

• **Motivierende Faktoren nutzen**
Gestalten Sie Ihr Bodyforming so, dass Sie dazu motiviert sind und Spaß dabei haben. Sie können alleine oder in einer Trainingsgruppe trainieren. Motivieren Sie sich mit Ihrer Lieblingsmusik und wechseln Sie zwischen den Ausdauertrainingsformen und den Strecken ab. Je interessanter Sie Ihr Programm gestalten, desto erfolgreicher werden Sie in Ihrem Bodyforming sein.

• **Training am Morgen für optimale Körperfettreduktion**
Nüchternes Training am Morgen hat die besten Effekte bei der Körperfettreduktion, denn der Körper nutzt dann einen hohen Anteil Körperfett zur Energiegewinnung. Außerdem werden Sie das anschließende Frühstück bewusst verzehren und dabei Verlangen nach gesunden fettarmen Produkten verspüren.
Trinken Sie vor dem Training ein Glas Wasser und vermeiden Sie intensives Training, da der Körper direkt nach dem Aufstehen nicht in der Verfassung für ein intensives Training ist.

• **Krafttraining vor Ausdauertraining**
Wenn Sie in einer Trainingseinheit Ausdauer und Kraft fördern wollen, gilt immer das Prinzip: Krafttraining kommt vor Ausdauertraining, denn für das Krafttraining benötigt der Körper möglichst viel Energie. Im Anschluss an das Krafttraining können Sie noch gemäßigtes Ausdauertraining ausführen, um den Kalorienverbrauch in der Trainingseinheit zu erhöhen.

Trainingsintensitäten

Es gibt zwei Trainingsintensitäten, die sich für das Bodyforming eignen: die Grundlagenausdauer-Intensität und die Fitnessausdauer-Intensität. Fitnesseinsteiger sollten jedoch erst einige Wochen die Grundlagenausdauer trainieren, bevor sie beginnen auch intensivere Übungseinheiten auszuführen.

Grundlagenausdauer-Intensität

Die Grundlagenausdauer wird mit gemäßigter Belastung trainiert. Sie müssen während der Anstrengung noch sprechen können. Fühlen Sie sich hingegen während des Trainings müde und erschöpft, ist die Intensität zu hoch. Die Grundlagenausdauer-Intensität können Sie mit einer Pulsuhr genau ermitteln. Die Intensität entspricht einer Herzfrequenz von zirka 75 Prozent der maximalen Herzfrequenz.

Diese Intensität ist aus gesundheitlicher Sicht am wichtigsten. So wird das Herzkreislauf-System trainiert und das Immunsystem gestärkt. Wenn Sie über eine gut trainierte Grundlagenausdauer verfügen, hat dies auf alle Sportarten einen positiven Effekt. Der Puls senkt sich nach einer Belastung schnell wieder und die Regenerationszeit nach dem Sport verkürzt sich. Dies ist insbesondere für Sportarten mit verschiedenen Belastungszonen wichtig wie bei den Spielsportarten. Sie bleiben dann während der Belastung länger fit und konzentriert. Regelmäßiges Training mit dieser Intensität senkt den Ruhepuls. Bereits nach wenigen Wochen können Sie bei gleichem Puls eine größere Leistung erzielen, beispielsweise länger und schneller laufen.

Beim Training der Grundlagenausdauer wird ein hoher Anteil der verbrauchten Energie aus dem Körperfett gewonnen, weshalb zur Körperfettreduktion oftmals diese Intensität genutzt wird.

Als Sportarten bieten sich langsames Laufen, Radfahren, Schwimmen, Walken und Indoortraining auf einem Kardiogerät an.

Fitnessausdauer-Intensität

Sie befinden sich beim Training in diesem Intensitätsbereich, wenn Sie sich zwar deutlich anstrengen, aber die Belastung über mehrere Minuten hinweg ausführen können. Die Intensität ist hingegen zu hoch, wenn Sie die Belastung bereits nach wenigen Sekunden aufgrund einer Übersäuerung der Muskulatur abbrechen müssen. Die Fitnessausdauer-Intensität können Sie mit einer Pulsuhr genau ermitteln. Die Intensität entspricht einer Herzfrequenz von zirka 85 Prozent der maximalen Herzfrequenz.

Das Training der Fitnessausdauer verbessert die allgemeine Körperfitness und ist für fortgeschrittene Athleten – gleich welcher Sportart – die Grundvoraussetzung, um Leistungssteigerungen zu erzielen. Bevor Sie mit diesem Training beginnen, müssen Sie zuerst eine gute Grundlagenausdauer ausgebildet haben. Das Training der Fitnessausdauer macht dann auch mehr Spaß, da Sie auch bei zügigem Trainingstempo den Intensitätsbereich nicht überschreiten. Außerdem regeneriert sich der Körper schnell und ist nach dem Training bald wieder fit.

Beim Training der Fitnessausdauer ist der Anteil der verbrauchten Energie aus dem Körperfett geringer als beim Training der Grundlagenausdauer. Allerdings wird aufgrund der intensiveren Belastung im Fitnessausdauerbereich über die gleiche Zeitspanne deutlich mehr Energie verbrannt.

Sie können für diese Trainingsintensität auf alle denkbaren Ausdauersportarten zurückgreifen. Dafür eignen sich vor allem solche, bei denen der Intensitätsgrad je nach Bedarf angepasst werden kann.

Häufig gestellte Frage: Kann ich besser Körperfett abbauen, wenn ich langsam laufe?

Um das Körperfett zu verringern, können Sie langsam oder schnell laufen. Gleich welche Intensität Sie nutzen, Körperfett reduzieren Sie nur dann, wenn Sie eine negative Kalorienbilanz erreichen. Dies bedeutet, dass Sie innerhalb eines Tages weniger Kalorien aufnehmen als Sie verbrauchen.

Beim Training mit **Grundlagenausdauer-Intensität** *wird ein großer Anteil der Energie aus dem Körperfett gewonnen. Deshalb wird oftmals die Meinung vertreten, dass dies die optimale Intensität sei, um Körperfett zu reduzieren. Allerdings werden mit der Fitnessausdauer-Intensität innerhalb eines gleichen Trainingszeitraums deutlich mehr Kalorien verbraucht und somit ist die absolut verbrauchte Fettmenge mit der* **Fitnessausdauer-Intensität** *höher. Denn es gilt die Regel, je intensiver die Belastung ist, desto geringer ist der relative Fettanteil am Energieverbrauch, aber umso höher ist der absolute Fettanteil.*

Dies führt aber nicht zwangsläufig dazu, dass die Fitnessausdauer-Intensität besser geeignet ist, um Körperfett zu reduzieren, denn es ist nicht nur der Kalorienverbrauch sondern auch die **Kalorienaufnahme** *zu berücksichtigen. Nach einer intensiven Trainingseinheit besteht das Bedürfnis, die entleerten Kohlehydratspeicher schnell wieder aufzufüllen. Wenn Sie in den folgenden Stunden mehr Kalorien aufnehmen als Sie verbrauchen, ist der Trainingseffekt verpufft und Sie erreichen keine negative Kalorienbilanz. Nach einem Training der Grundlagenausdauer hat man anschließend weniger Hunger als nach einem Training der Fitnessausdauer, es fällt also leichter die geeignete Nahrungsmenge aufzunehmen.*

Auch benötigt der Körper nach einer intensiven Belastung eine längere **Regenerationszeit***. Als Folge eines sehr intensiven Ausdauertrainings kann der Körper am nächsten Tag zu müde für ein Krafttraining sein. Außerdem besteht für Einsteiger beim Training mit Fitnessausdauer-Intensität ein Überlastungsrisiko. Intensives Training greift das Immunsystem an und macht anfällig für Verletzungen und Infekte. Hingegen fördert das Training der Grundlagenausdauer das Immunsystem, da der Körper nur leicht gestresst wird.*

Als **Fazit** *lässt sich festhalten, dass es von Leistungsstand und Trainingsplan abhängt ist, welche Intensität sich am besten für die Körperfettreduktion eignet. Einsteiger sollten die ersten Trainingseinheiten ausschließlich mit Grundlagenausdauer-Intensität absolvieren, da diese Trainingsform weniger belastend für den Körper ist. Fortgeschrittene können zwischen den beiden Intensitäten wählen und Kalorienaufnahme und Regenerationsplanung mit ihren individuellen Bedürfnissen abstimmen.*

Festlegung und Kontrolle der Intensität

Um den für Ihr Ausdauertraining geeigneten Trainingspuls zu bestimmen, müssen Sie zuerst Ihre maximale Herzfrequenz ermitteln. Auf dieser Grundlage können Sie dann die Trainingsintensitäten errechnen.

Am einfachsten ist die Bestimmung der maximalen Herzfrequenz über die Formel:

Maximale Herzfrequenz (MHF) = 220 - Alter.

Diese Methode hat sich bei einer Vielzahl von Tests bewährt. Es kann jedoch bei einzelnen Personen zu Unterschieden kommen. Leistungssportler hingegen greifen häufig auf den Maximalherzfrequenz-Test zurück, bei dem der Puls durch die Trainingsintensität auf die maximale Höhe getrieben wird. Es wird beispielsweise ein Sprint bis an die persönliche Leistungsgrenze ausgeführt. Fitnesssportlern ist jedoch von diesem Test abzuraten, da für sie durch die ungewohnt intensive Belastung eine hohe Verletzungsgefahr besteht.

Maximale Herzfrequenz (MHF):	**220 - Alter**
Grundlagenausdauer-Intensität:	**ca. 75 % der MHF**
Fitnessausdauer-Intensität:	**ca. 85 % der MHF**

Beispiel: 40-jähriger Mann.

Maximale Herzfrequenz nach vereinfachter Formel:	220 - 40 = 180 MHF
Grundlagenausdauer-Intensität:	180 x 0,75 = 135 HF
Fitnessausdauer-Intensität:	180 x 0,85 = 153 HF

Ihre Trainingsintensität
Versuchen Sie sich während einer Trainingseinheit nahe an dem für Sie optimalen Puls zu bewegen.

	Trainingspuls
Grundlagenausdauer-Intensität	
Fitnessausdauer-Intensität	

Messung der Intensität

Für das Ausdauertraining sollten Sie einen Pulsfrequenzmesser einsetzen. Bei dieser Messtechnik legen Sie einen Gurt um den Brustkorb, der die Herzschläge misst. Die Werte können Sie dann auf einer Uhr am Handgelenk ablesen. Üblicherweise gestatten diese Messgeräte die Einstellung der individuellen Pulszone für das Training. Das Überschreiten des beabsichtigten Wertes wird durch ein akustisches Signal mitgeteilt. Ein gutes Gerät können Sie im Fachhandel ab zirka 80 EUR erwerben.

Auswahl der Ausdauersportart

Nutzen Sie Ausdauertraining, um in Ihrer Wochenkalorienbilanz zusätzliche Kalorien zu verbrennen. Wenn Sie bereits regelmäßig andere Sportarten betreiben, bei denen Sie hohe Kalorienzahlen verbrennen, müssen Sie dem Ausdauertraining weniger Aufmerksamkeit schenken. Einmal wöchentlich ein Training der Grundlagenausdauer ist aber auch dann empfehlenswert, da diese Trainingsform den Körper widerstandsfähiger macht sowie den Ruhepuls und den Belastungspuls senkt. Für das gemäßigte Ausdauertraining können Sie grundsätzlich alle Sportarten nutzen, die sich mit gleichmäßiger Intensität ausführen lassen. Dazu eignen sich besonders die Klassiker des Ausdauertrainings: Laufen, Walken, Radfahren und Schwimmen. Auch Inline-Skating und Training mit Kardiogeräten ermöglichen eine solche Trainingsintensität. Wählen Sie eine Sportart, bei der Sie über den Trainingszeitraum eine nahezu gleichmä-ßige Geschwindigkeit beibehalten können, damit der Puls stets in der beabsichtigten Intensitätszone bleibt.

Fortgeschrittene können die Fitnessausdauer trainieren. Dazu können Sie die Geschwindigkeit erhöhen und auch Intervalltraining mit wechselnden Geschwindigkeiten in Ihr Ausdauertraining einbauen. Führen Sie beispielsweise während eines Lauftrainings immer wieder kurze Strecken aus, die Sie schnell zurücklegen, und reduzieren Sie danach Ihr Tempo wieder. So gewöhnt sich Ihr Körper an Belastungen mit unterschiedlicher Intensität und lernt den Puls nach der Belastung schnell wieder zu regulieren. Für ein solches Intervalltraining eignen sich alle Sportarten, die mit wechselnden Geschwindigkeiten ausgeführt werden, die Ausdauer-Klassiker ebenso wie Spielsportarten und Kampfsportarten. Wichtig ist es, dass Sie Ihre Ausdauer mit Sportarten trainieren, die Ihnen Spaß machen, da Sie ansonsten das Training nicht langfristig fortführen werden.

Hinweise zur Trainingsplanung

Sie können das Ausdauertraining als eigenständige Trainingseinheit oder im Anschluss an das Krafttraining ausführen. Gehen Sie so vor, dass Sie erst die Trainingshäufigkeit erhöhen, dann die Trainingsdauer und zuletzt die Trainingsintensität.

Beginnen Sie mit einer Trainingsdauer von zirka 20–30 Minuten und üben Sie ein- bis zweimal wöchentlich. Versuchen Sie sich kontinuierlich zu steigern. Sie erreichen optimale Ergebnisse im Bodyforming, wenn Sie zwei- bis dreimal pro Woche jeweils 30–60 Minuten Ihre Ausdauer trainieren.

Fitnesseinsteiger führen ihre Trainingseinheiten mit gemäßigter Intensität aus; Fortgeschrittene können mit unterschiedlichen Intensitäten trainieren.

7. Wissenswertes zum Dehnen

Der Begriff „Dehnen" umfasst das gezielte Ausführen von Übungen zur Verbesserung der Beweglichkeit. Darunter wird das langsame Einnehmen einer Position verstanden, in der man einen leichten Dehnreiz in der Muskulatur spürt. In dieser Position wird dann durch das Ausführen einer Dehnmethode die Beweglichkeit vergrößert.

Gedehnt wird, um die Beweglichkeit zu verbessern und Bewegungseinschränkungen vorzubeugen sowie die Körperhaltung und Körperwahrnehmung zu fördern. Aufgrund dieser Effekte sollte das Dehnen auch im Bodyforming nicht vernachlässigt werden. Alternativen zu den vorgestellten Dehnübungen finden Sie in dem Buch „Best Stretching – Dehnübungen für alle Sportarten" (Delp 2008).

Methode „Entspannen – Erweitern"

In der **ersten Dehnphase** nehmen Sie vorsichtig eine Position ein, in der Sie einen leichten Dehnreiz spüren. Halten Sie diese Stellung für einige Sekunden und entspannen Sie bewusst den Muskel. Über die exakte Dauer gibt es verschiedene Auffassungen. Der Autor empfiehlt Ungeübten beim Dehntraining lautlos auf 20 Sekunden zu zählen und so lange in der Stellung zu bleiben. Mit fortschreitender Dehnerfahrung orientieren Sie sich an dem eigenen Körperempfinden und nicht mehr an der Zeitdauer. Die Dehnspannung sollte nach kurzer Zeit etwas nachlassen. Auch wenn Sie das nicht spüren, sollten Sie sich in der Position wohlfühlen und entspannen können. Ist dies nicht der Fall, müssen Sie etwas nachgeben und die Spannung verringern.

In der **zweiten Dehnphase** intensivieren Sie die Position, bis Sie einen erneuten Reiz spüren. Anschließend halten Sie diese Stellung für etwa 20 Sekunden. Auch die erweiterte Position müssen Sie als angenehm empfinden, ansonsten müssen Sie diese korrigieren.

Zum Abschluss bewegen Sie sich vorsichtig aus der Dehnposition heraus.

Andehnen

Wenn Sie sich in der Aufwärm- oder Abwärmphase statisch dehnen, sollten Sie die Dehnposition nicht länger als zehn Sekunden halten. Auch ist es dann nicht notwendig, eine zweite Dehnphase auszuführen.

Dehnungsdurchführung

- *Bringen Sie den Muskel langsam in eine Position, in der Sie einen leichten Dehnreiz spüren.*
- *Halten Sie ihn etwa 20 Sekunden in dieser Stellung (1. Phase). (Beim Auf- und Abwärmen erfolgt das Dehnen über eine Dauer von maximal 10 Sekunden.)*
- *Erweitern Sie die Dehnung, bis Sie eine erneute Spannung spüren. Halten Sie auch diese Stellung etwa 20 Sekunden (2. Phase). (Beim Auf- und Abwärmen kann auf diese 2. Phase verzichtet werden.)*
- *Lösen Sie sich vorsichtig aus der Dehnung.*

Methode „Anspannen – Entspannen – Erweitern"

In der **ersten Dehnphase** bewegen Sie sich langsam in eine Position, in der Sie einen leichten Dehnreiz spüren. Spannen Sie den zu dehnenden Muskel mit mittlerer Intensität gegen einen Widerstand, ohne die Position zu verändern. Je nach Ausgangsstellung kann es sich beispielsweise um eine Wand, einen Boden oder einen Trainingspartner handeln. Die Spannung kann aber auch gegen einen imaginären Widerstand erfolgen.

Es gibt unterschiedliche Auffassungen darüber, wie lange und mit welcher Intensität das Anspannen ausgeführt werden soll. Es wird beispielsweise die Meinung vertreten, dass die Anspannung über ein bis zwei Sekunden mit voller Intensität auszuführen ist. Dies führt aber zu einer hohen Verletzungsgefahr und außerdem ist es schwierig, in so kurzer Zeit den Muskel vollständig zu aktivieren. Der Autor empfiehlt eine Anspannungsdauer von etwa fünf Sekunden mit mittlerer Intensität. Anschließend entspannen Sie den aktivierten Muskel für etwa ein bis drei Sekunden, wobei die genaue Dauer davon abhängig ist, wie schnell Ihnen die Entspannung gelingt.

In der **zweiten Dehnphase** intensivieren Sie die Position, bis Sie einen erneuten Reiz spüren. Dann halten Sie diese Stellung kurz, bevor Sie den zu dehnenden Muskel wieder anspannen und entspannen und die Position erweitern. Dieser Vorgang sollte mindestens einmal, kann aber auch häufiger ausgeführt werden. Bei jedem Durchgang wird die mögliche anschließende Erweiterung der Dehnposition geringer, bis schließlich nahezu keine mehr erkennbar ist.

Grundsätzlich wird angenommen, dass je intensiver und länger die Dehnspannung erfolgt, desto größer die Entspannung ist und desto effektiver ist die nachfolgende Dehnung.

Dehnungsdurchführung

- *Bringen Sie den Muskel langsam in eine Position, in der Sie einen leichten Dehnreiz spüren.*
- *Spannen Sie den zu dehnenden Muskel etwa fünf Sekunden mit mittlerer Intensität gegen einen realen oder imaginären Widerstand, ohne die Gelenkstellung zu verändern (1. Phase).*
- *Entspannen Sie den Muskel etwa ein bis drei Sekunden, ohne die Position zu verlassen.*
- *Erweitern Sie die Dehnung, bis Sie einen erneuten Reiz spüren und halten Sie diese Stellung für wenige Sekunden (2. Phase).*
- *Anschließend führen Sie erneut die 1. Phase aus.*
- *Lösen Sie sich vorsichtig aus der Dehnung.*

Anspannen der Muskelgruppe

Machen Sie sich bewusst, wo genau der Dehnreiz erfolgt. Spannen Sie nun die gereizte Muskelgruppe an. Die Spannung erfolgt entgegen der Richtung, in die der Körper bewegt wird. Eine tatsächliche Bewegung des Gelenks erfolgt aber nicht. Wenn Sie stattdessen beim Anspannen den Körper in Richtung der Ausgangsposition zurückbewegen, ist es anschließend nicht möglich, eine Erweiterung der Dehnposition vorzunehmen.

Methode „Dynamisches Dehnen"

Dynamisches Dehnen heißt behutsames rhythmisches Wippen in eine Position mit spürbarer Dehnspannung. Einige Sportler führen dieses rhythmische Wippen mit so kleinem Umfang aus, dass die Bewegungen kaum zu erkennen sind.

Beim dynamischen Dehnen machen Sie eine Übung so, dass Sie erst eine Vorspannung einnehmen und aus dieser Position die Übung fünf bis zehnmal wiederholen, wobei Sie den Bewegungsumfang bei den Wiederholungen behutsam vergrößern. Im Anschluss daran lockern Sie die aktivierte Muskulatur.

Nutzen Sie dynamisches Dehnen vor allem in der Aufwärmphase, um Ihren Körper auf Bewegungen mit großer Amplitude vorzubereiten. Sie sollten aber vor dem Ausführen von dynamischem Dehnen den Körper zuerst gründlich aufwärmen, da die Methode mit dem Risiko verbunden ist, über den Dehnreiz hinaus zu wippen und sich somit zu verletzen. Die Methode wird deshalb vorwiegend von Fortgeschrittenen genutzt, die bereits eine gute Körperwahrnehmung entwickelt haben.

Variante

Bei einer Variante des dynamischen Dehnens werden Schwungbewegungen ausgeführt. Sie schwingen beispielsweise ein Bein gestreckt nach oben, wobei Sie bei jeder Wiederholung das Bein etwas höher führen. Ebenso können Sie Schwünge mit den Armen ausführen.

Sie führen die dargestellte Übung dynamisch aus, indem Sie eine Vordehnung einnehmen und dann immer ein wenig weiter wippen. Bewegen Sie sich dabei vorsichtig und vermeiden Sie schnelle und ruckartige Bewegungen.

> **Dehnungsdurchführung**
>
> • *Beginnend aus einer leichten Vorspannung wippen Sie langsam in eine etwas intensivere Dehnposition hinein und wieder hinaus.*
> • *Führen Sie 5–10 Wiederholungen aus, wobei Sie versuchen, die Dehnposition kontinuierlich zu erweitern, bis Sie Ihre maximale Bewegungsamplitude erreicht haben.*
> • *Lösen Sie sich vorsichtig aus der Dehnung.*

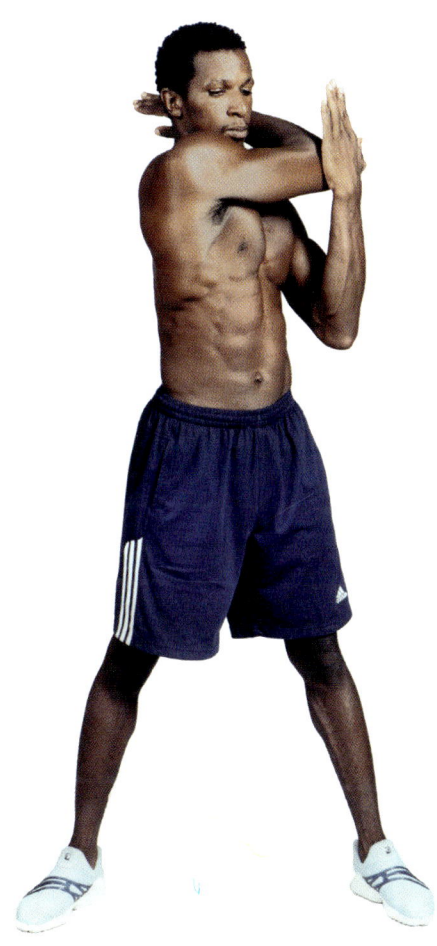

Dehnhinweise

• **Stabile Ausgangsposition und langsame Bewegungen**
Nehmen Sie eine stabile Ausgangsposition ein, damit Sie sich vollständig auf die Dehnung konzentrieren können. Besonders bei einer hohen Dehnintensität kann ein unsicherer Stand dazu führen, dass Sie die optimale Position überschreiten und sich verletzen.
Bewegen Sie sich langsam und vorsichtig, um die richtige Dehnposition zu finden. Ruckartige Bewegungen können zu Verletzungen führen. Lösen Sie sich anschließend ebenso vorsichtig wieder aus der Dehnposition.

• **Korrekte Dehnposition**
Das eigene Leistungsvermögen entscheidet über die Dehnposition. Versuchen Sie nicht, die gleiche Dehnposition wie der Darsteller im Buch einzunehmen, denn jeder Mann hat andere körperliche Voraussetzungen. Außerdem werden Sie bald feststellen, dass auch Ihre eigene Muskelspannung von Tag zu Tag unterschiedlich ausfällt. Sie dürfen deshalb niemals versuchen, eine Dehnposition mit Gewalt zu erreichen. Treten Schmerzen auf, müssen Sie umgehend die Dehnposition verringern, da sich der Muskel ansonsten weiter verhärtet, statt sich zu lockern. Nur wenn Sie den entspannten Muskel langsam an die neue Dehnposition gewöhnen und dies regelmäßig üben, wird sich Ihre Beweglichkeit spürbar verbessern.

• **Gleichmäßig atmen**
Wenn Sie die richtige Dehnposition gefunden haben, konzentrieren Sie sich auf den zu dehnenden Muskel. Atmen Sie während des Entspannens langsam und gleichmäßig und achten Sie zugleich darauf, wie die Spannung im Muskel nachlässt. Erweiterungen der Dehnposition werden während des Ausatmens vorgenommen.

• **Regelmäßig dehnen**
Um Ihre Beweglichkeit langfristig zu erhalten und zu verbessern, müssen Sie sich re-gelmäßig dehnen. Wenden Sie mindestens zweimal wöchentlich Ihre Übungen an und vermeiden Sie lange Unterbrechungen zwischen den Dehntagen.

Durchführung der Übungen

In der Ausgangsposition nehmen Sie eine Position ein, in der Sie einen leichten Dehn-reiz spüren. Wenden Sie nun eine der vorgestellten Dehnmethoden an. Die Anspannung der Muskulatur nach der Methode „Anspannen – Entspannen – Erweitern" wird gegen die Bewegungsrichtung ausgeführt. Bei der dynamischen Methode erfolgt die Dehnung aus einer Position mit sehr geringer Vorspannung heraus.
Auch wenn eine Übung nur für eine Körperseite beschrieben ist, werden immer beide Körperseiten gedehnt.

D 1: Kopf zur Seite neigen

Diese Übung dehnt die Hals- und Nackenmuskulatur.
Sie stehen aufrecht. Der Kopf ist zur rechten
Seite abgelegt. Ziehen Sie langsam den linken Arm nach unten, bis Sie einen leichten
Dehnreiz in der linken Nackenseite spüren.
Halten Sie diese Position und entspannen
Sie Ihre Muskulatur. Dabei atmen Sie gleichmäßig weiter. Wenn die Dehnspannung nach
einigen Sekunden nachlässt, greifen Sie mit
dem rechten Arm über den Kopf und ziehen
ihn mit der Handfläche nach unten, bis Sie
einen erneuten Reiz spüren. Vermeiden Sie
es dabei, die linke Schulter hochzuziehen.

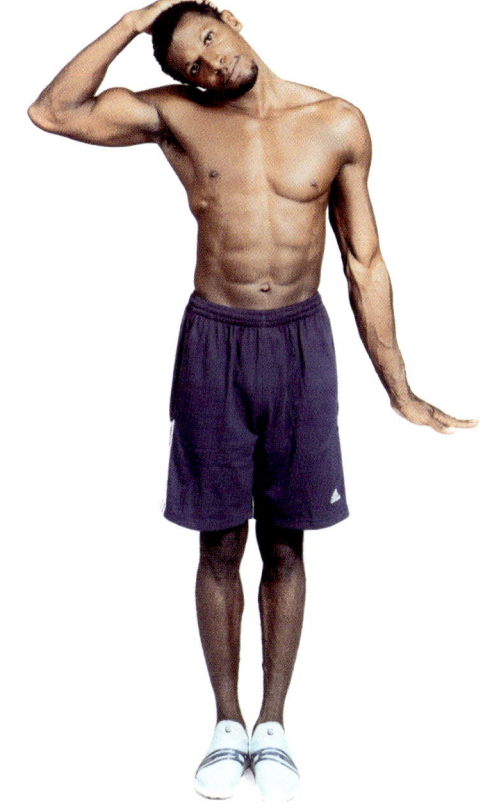

D 2: Gestreckten Arm dehnen

Diese Übung dehnt die Brust-, die vordere
Oberarm- und die vordere Schultermuskulatur.
Sie knien auf dem Boden und haben einen
Arm seitlich abgelegt. Senken Sie die Schulter, bis Sie einen leichten Dehnreiz spüren.
Sie können die Übung auch im Stehen ausführen. Drücken Sie dazu den Am in waagrechter Haltung mit der Handfläche gegen eine
Wand. Drehen Sie zugleich den Oberkörper
nach vorne, bis Sie einen leichten Dehnreiz
in der Brustmuskulatur spüren. Wenn Sie die
Hand mit der Handinnenseite statt mit der
Handfläche anlegen, wird die vordere Oberarmmuskulatur etwas stärker gedehnt.

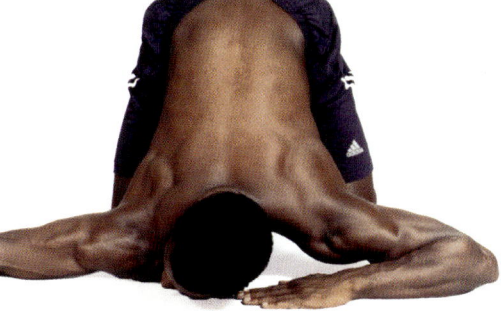

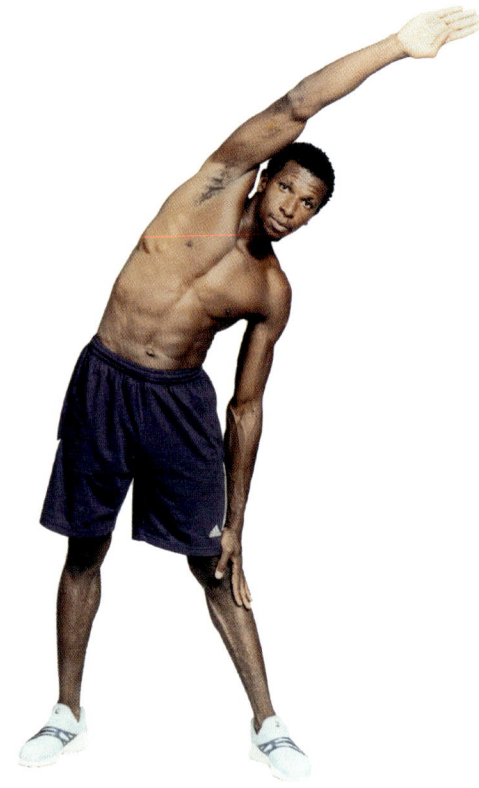

D 3: Oberkörper seitlich abknicken

Diese Übung dehnt die seitliche Brust- und die Rückenmuskulatur.
Sie stehen aufrecht, die Beine sind etwa hüftbreit auseinander. Strecken Sie einen Arm in die Luft und beugen Sie dann den Oberkörper zur anderen Seite, bis Sie einen leichten Dehnreiz spüren. Achten Sie darauf, dass Sie mit dem Oberkörper auf einer Linie bleiben und nicht mit dem Becken zur Seite ausweichen.
Gut kontrolliert lässt sich die Übung ausführen, wenn Sie sich an einem Gegenstand mit dem äußeren, über den Kopf geführten Arm festhalten, z. B. an einer Sprossenwand. Bewegen Sie nun die Hüfte langsam nach außen, von der Sprossenwand weg, bis Sie eine Dehnspannung spüren.

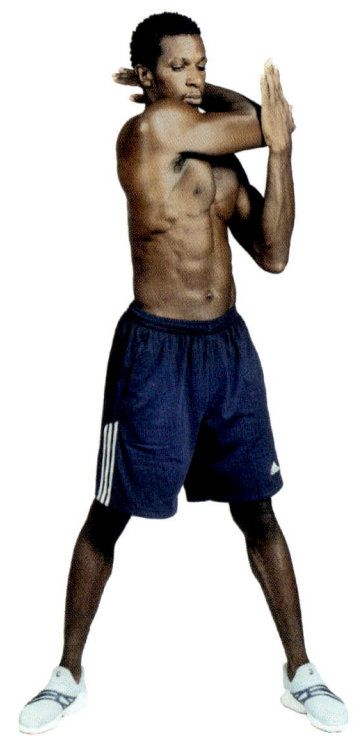

D 4: Arm seitlich nach hinten schieben

Diese Übung dehnt die Schulter-, die hintere Oberarm- und die obere Rückenmuskulatur.
Sie stehen aufrecht und halten den rechten Arm in Schulterhöhe vor dem Körper. Mit der linken Hand fassen Sie oberhalb des Ellbogens und drücken so den rechten Arm am Kopf vorbei seitlich nach hinten, bis Sie einen leichten Dehnreiz spüren.

D 5: Gebeugten Arm hinter dem Kopf nach unten drücken

Diese Übung dehnt die Schulter-, die hintere Arm- und die obere Rückenmuskulatur.
Sie stehen aufrecht, der rechte Unterarm hängt hinter dem Kopf nach unten, wobei sich der Oberarm etwa in senkrechter Position befindet. Legen Sie die linke Hand auf den rechten Ellbogen und schieben Sie so den Arm gerade nach unten, bis Sie einen leichten Dehnreiz spüren.

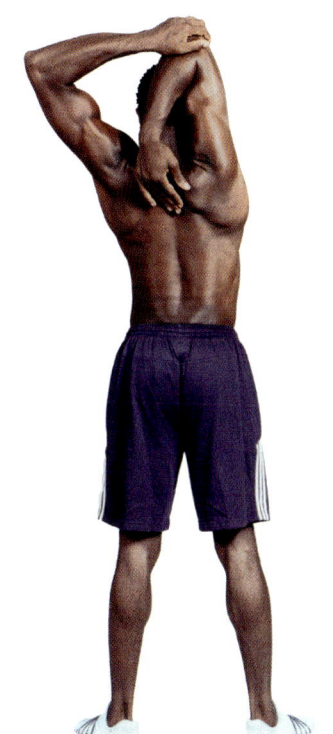

D 6: Die Hände greifen einander hinter dem Kopf

Diese Übung dehnt die Schulter-, die Arm-, die Brust- und die obere Rückenmuskulatur.
Nachdem Sie die Übung „D 5" ausgeführt haben, halten Sie den rechten Arm in dieser Stellung. Den linken Unterarm führen Sie hinter dem Rücken von unten nach oben, bis Sie einen erneuten Dehnreiz spüren. Fortgeschrittenen gelingt es, dass sich beide Hände greifen. Einsteiger können die Übung an einem zusammengerollten Handtuch entlang ausführen.
Anschließend absolvieren Sie die Übungen „D 5" und „D 6" mit dem linken Arm.

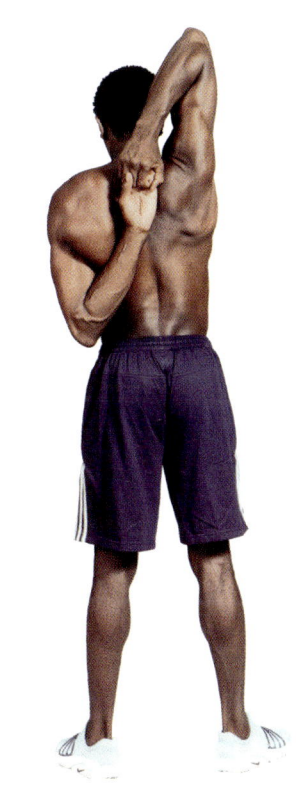

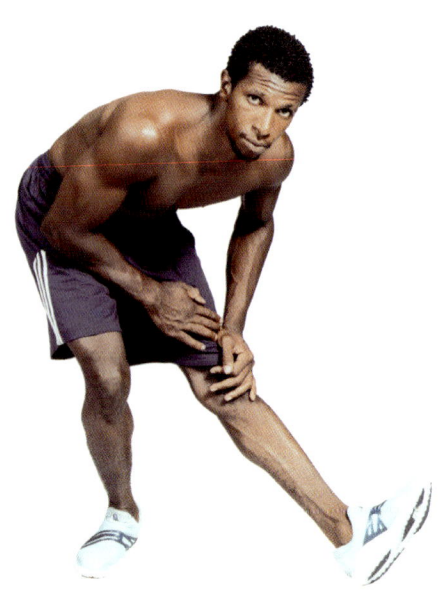

D 7: Oberkörper zu gestrecktem Bein vorbeugen

Diese Übung dehnt die hintere Oberschenkel-, die Waden- und die Rückenmuskulatur.
Aus dem geraden Stand stellen Sie ein Bein etwas nach vorne und beugen das hintere Bein ein wenig. Schieben Sie nun die Hüfte nach vorne und bewegen Sie gleichzeitig den Oberkörper vor, bis Sie einen leichten Dehnreiz spüren.

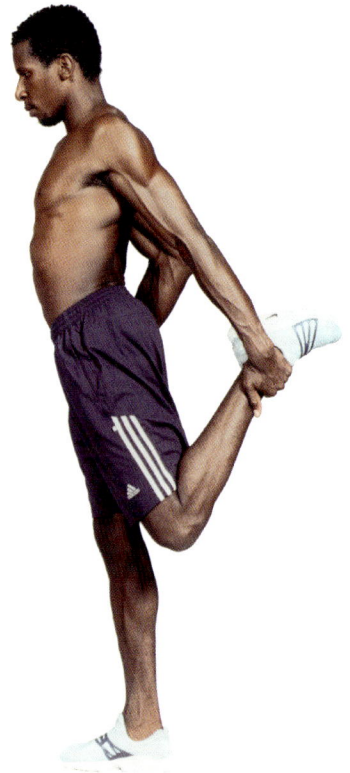

D 8: Unterschenkel anziehen

Diese Übung dehnt die Hüftbeuge- und die vordere Oberschenkelmuskulatur.
Sie stehen aufrecht und bewegen eine Ferse aus eigener Kraft so weit wie möglich zum Gesäß. Greifen Sie nun den Fuß und ziehen Sie ihn in Richtung Gesäß, bis Sie einen leichten Dehnreiz spüren. Drücken Sie dabei bewusst die Hüfte nach vorne.
Einsteiger können sich an einem Gegenstand abstützen, um das Gleichgewicht zu halten. Nach einigen Trainingswochen wird dann die Übung ohne Abstützen ausgeführt und so auch die Koordination trainiert.
Sie können die Übung auch auf dem Boden in Seitenlage oder Bauchlage ausführen.

D 9: Knie nach außen sinken lassen

Diese Übung dehnt die innere Oberschenkelmuskulatur.
Sie sitzen aufrecht, die Fußsohlen liegen aneinander und die Knie zeigen nach außen. Ziehen Sie die Füße so weit wie möglich zum Gesäß und schieben Sie die Hüfte nach vorne. Entspannen Sie die Beine und lassen Sie sie sinken, bis Sie einen leichten Dehnreiz spüren. Mit den Ellbogen oder den Händen können Sie den Druck nach unten verstärken.

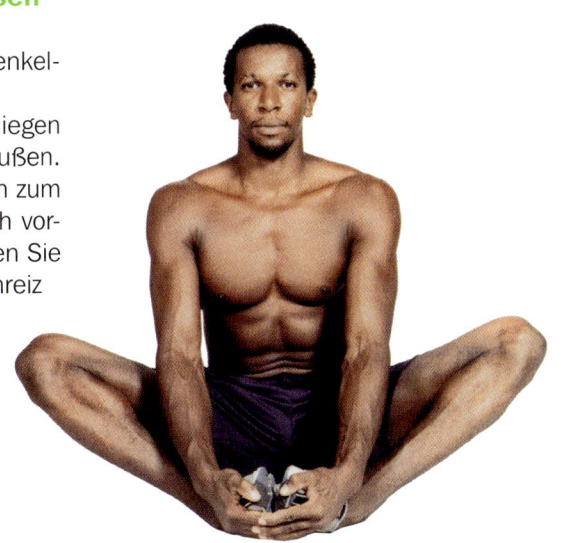

D 10: Körperdrehung im Sitz

Diese Übung dehnt die Gesäß-, die äußere Oberschenkel- und die Rückenmuskulatur.
Sie sitzen mit gestreckten Beinen und aufgerichtetem Oberkörper auf dem Boden. Stellen Sie das rechte Bein möglichst nah am Gesäß über das linke. Der rechte Fuß ist nun aufgestellt und fast gerade nach vorne gerichtet. Entspannen Sie das rechte Bein und ziehen Sie es zum Körper, bis Sie einen leichten Dehnreiz spüren.
Nachdem Sie sich in der ersten Position gedehnt haben, legen Sie den linken Ellbogen an die Außenseite des rechten Knies und drehen Kopf und Oberkörper im Uhrzeigersinn, bis Sie einen erneuten Dehnreiz spüren. Das liegende Bein kann bei der Übung gebeugt werden, was eine intensivere Dehnung des Rückens ermöglicht.

Teil IV: Trainingsprogramme

In diesem Kapitel erfahren Sie die Grundlagen der Trainingsplanung. Sie werden darüber informiert, wie Sie eine Trainingseinheit in Aufwärmphase, Hauptteil, und Abwärmphase einteilen. Danach werden Trainingspläne für unterschiedliche Leistungsniveaus vorgestellt. Nutzen Sie die Trainingspläne und die darin enthaltenden Workouts als Grundlage für Ihre Trainingsplanung und passen Sie diese an Ihre individuellen Bedürfnisse an.

Beachten Sie bei allen dargestellten Trainingsplänen und Workouts sowie bei der selbstständigen Trainingsplanung, dass Sie spätestens nach einer Trainingsdauer von zwölf Wochen Änderungen am Programm vornehmen, z. B. Übungen austauschen, oder nach einem ganz neuen Programm trainieren. Nur so ist sichergestellt, dass der Körper immer wieder gefordert wird und keine Leistungsstagnation auftritt.

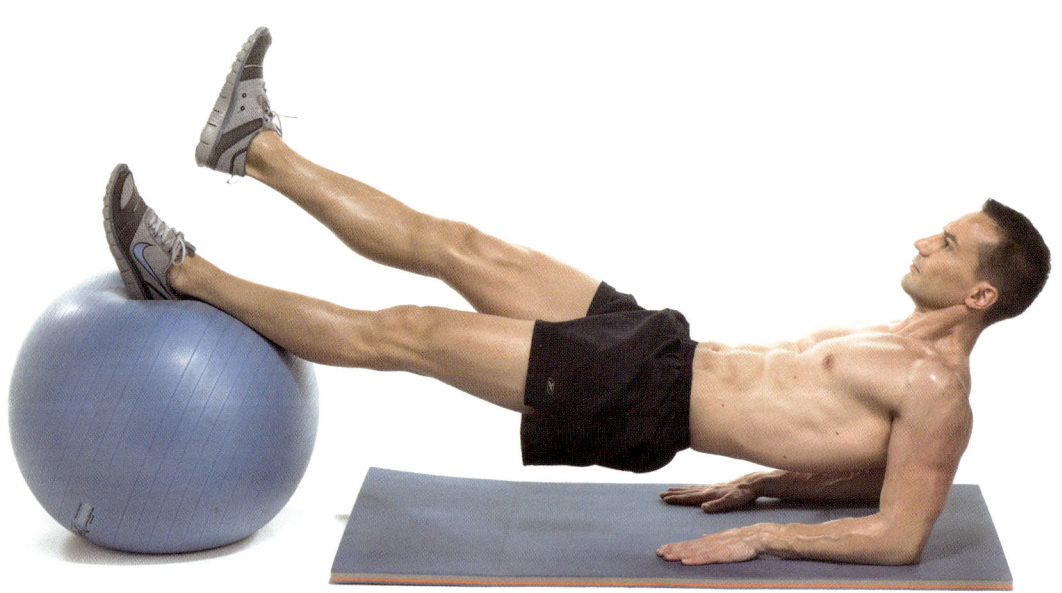

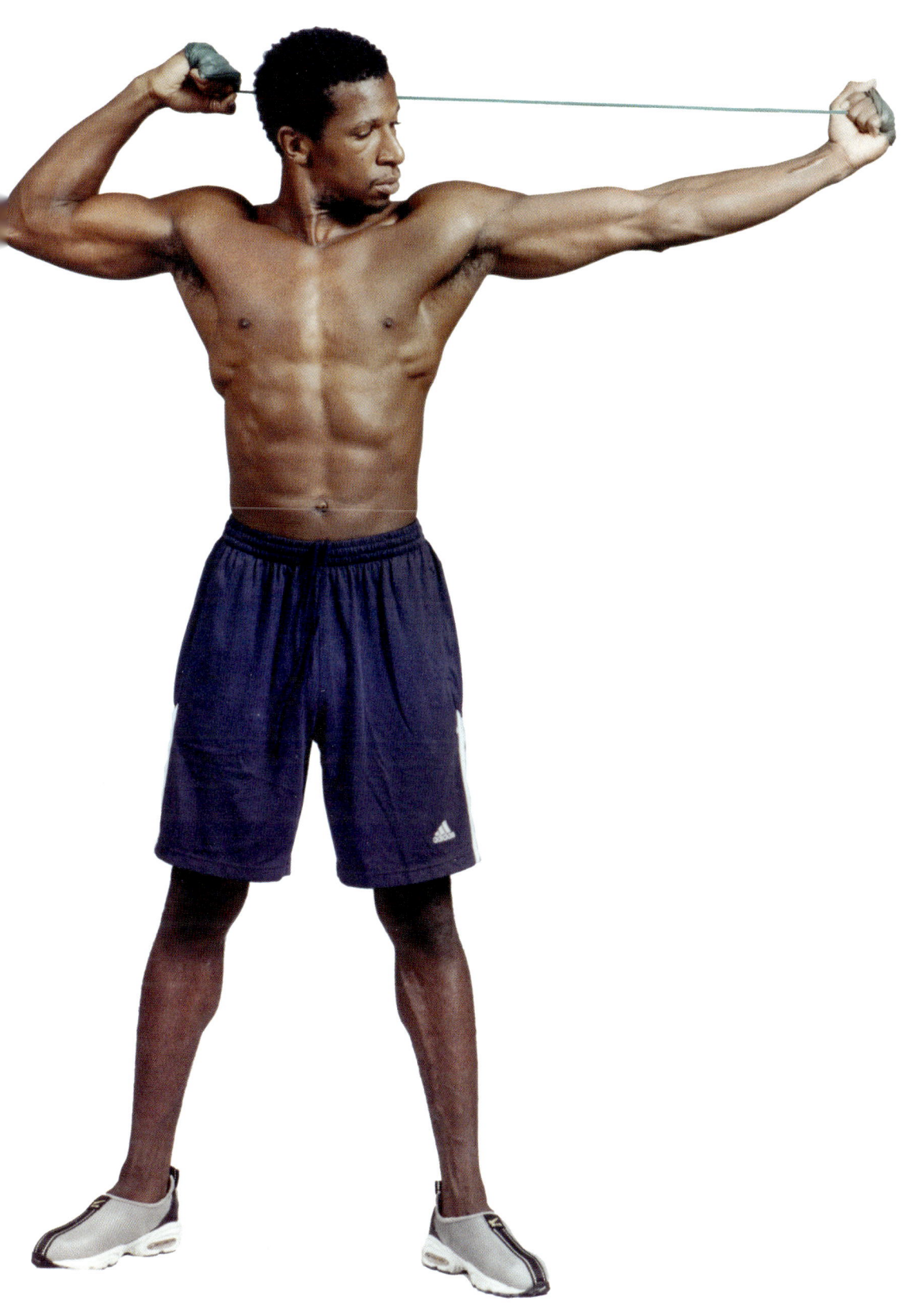

1. Aufbau einer Trainingseinheit

Aufwärmphase

In der Aufwärmphase bereiten Sie Ihren Körper auf das Training vor. Dazu müssen Sie sich zuerst aufwärmen und können sich dann dehnen.

Aufwärmübung

Beginnen Sie das Workout mit einer Aufwärmübung über die Dauer von fünf bis zehn Minuten. Wählen Sie eine Übung, die sich in gleichmäßiger Geschwindigkeit durchführen lässt, ohne dabei außer Atem zu kommen. Vermeiden Sie dabei schnelle und ruckartige Bewegungen. In dieser Phase geht es darum, den Körper auf das Training einzustimmen, und nicht darum, bereits Leistung zu erbringen. Sie können sich beispielsweise mit „Laufen auf der Stelle" und „Hampelmännern" aufwärmen. Als Trainingsgeräte können Sie Radergometer, Sprungseil oder Stepper nutzen.

Dehnübungen

Nachdem Sie den Körper aufgewärmt haben, beginnen Sie mit den Dehnübungen. Dehnen Sie die Muskelgruppen, die sich deutlich verspannt anfühlen, um Bewegungseinschränkungen vorzubeugen. Die Dehnpositionen sollten jedoch nicht länger als zehn Sekunden gehalten werden, da ansonsten der Muskeltonus gesenkt wird und somit die Leistungsbereitschaft für den Trainingshauptteil. Machen Sie anschließend einige schnelle Bewegungen sowie Gelenkkreisen, um die Körper wieder in Leistungsbereitschaft zu versetzen.

Hauptteil

Auf die Aufwärmphase folgt der Hauptteil des Fitnesstrainings, in dem vorrangig die Kraft oder die Ausdauer trainiert werden.

Krafttraining

Vor dem Krafttraining mit hohen Zusatzgewichten, empfiehlt es sich, einen Aufwärmsatz für die jeweilige Übung mit einem geringen Gewicht auszuführen.

Einsteiger orientieren sich in den ersten Trainingsmonaten bei den dynamischen Übungen an der Kraftausdauer-Methode. Wählen Sie eine Übungsvariante mit der es Ihnen gelingt, 15–20 Wiederholungen in einem Satz durchzuführen. Erreichen Sie mehr als 20 Wiederholungen, nutzen Sie eine etwas intensivere Übungsvariante. Wenn Sie gezielt auf einen drahtigen Körperbau hintrainieren wollen, können Sie auch bis zu 30 Wiederholungen ausführen.

Nach einigen Monaten mit regelmäßigen Trainingseinheiten können Sie zwischen den Methoden „Kraftausdauer" und „Muskelaufbau" wählen. Bei der Muskelaufbau-Methode wählen Sie eine Übungsvariante mit der es Ihnen gelingt, 8–12 Wiederholungen auszuführen. Erreichen Sie mehr als 12 Wiederholungen, nutzen Sie eine etwas intensivere Übungsvariante.

Für die statischen Übungen finden Sie bei den Übungsbeschreibungen Angaben zur Haltedauer mit maximaler Anspannung. Versuchen Sie, diese Zeitangaben durch Schätzen oder lautloses Mitzählen ungefähr zu erreichen. Die Angaben sind jedoch nicht so zu verstehen, dass Sie diese genau mit einer Uhr kontrollieren müssen.

Weitere Informationen zu den Trainingsmethoden finden Sie auf den Seiten 42–45.

Ausdauertraining

In den ersten Trainingseinheiten wird mit geringer Intensität trainiert und somit die Grundlagenausdauer gefördert. Verbessern Sie diese kontinuierlich, indem Sie die Trainingszeiten in jeder Einheit verlängern. Sie werden bereits nach wenigen Trainingseinheiten deutliche Fortschritte feststellen, vorausgesetzt Sie trainieren mindestens zweimal wöchentlich. Ziel ist es, mindestens 40 Minuten ohne Unterbrechung mit niedrigem Puls laufen zu können. Gelingt Ihnen dies, können Sie auf intensivere Trainingsformen für die Ausdauer zurückgreifen. Sie können nun Einheiten mit Fitnessausdauer-Intensität ausführen und außerdem Intervalltraining einfügen. Absolvieren Sie jedoch auch immer wieder Einheiten für die Grundlagenausdauer (siehe Seiten 78–82).

Abwärmphase

In der Abwärmphase wird das Training mit dem Abwärmen und einigen Dehnübungen für die beanspruchten Muskelgruppen abgeschlossen.

Abwärmübung
Nach einer Trainingseinheit sollten Sie sich abwärmen, um die Muskulatur zu lockern. Außerdem hilft dies dem Körper schnell zu regenerieren. Bewegen Sie sich dazu in einem langsamen Tempo einige Minuten lang, ohne sich anzustrengen. Gut eignen sich Bewegungen, die Sie mit langsamer und gleichmäßiger Geschwindigkeit ausführen können, wie Walken oder langsames Laufen. Führen Sie die Übung für eine Dauer von etwa fünf Minuten aus.

Dehnübungen
Zum Abschluss Ihres Workouts empfiehlt es sich, noch einige Dehnübungen für die beanspruchte Muskulatur auszuführen. Dazu genügt das Ausführen der 1. Dehnphase. Einige Aktive verzichten jedoch zur Zeitersparnis auf das Dehnen, was am nächsten Tag dazu führen kann, dass sich die Muskulatur deutlich verspannt anfühlt.

Bewegen Sie sich dabei in keine extremen Dehnpositionen, da die Muskulatur ermüdet ist und deshalb zu Krämpfen neigt. Halten Sie die Dehnposition für etwa 10 Sekunden und erweitern Sie danach die Position nicht mehr. Das Dehnen zum Abschluss des Trainings dient dazu, Verspannungen in der Muskulatur zu lösen, die Regenerationsprozesse zu beschleunigen und zu verhindern, dass sich die Muskulatur verkürzt.

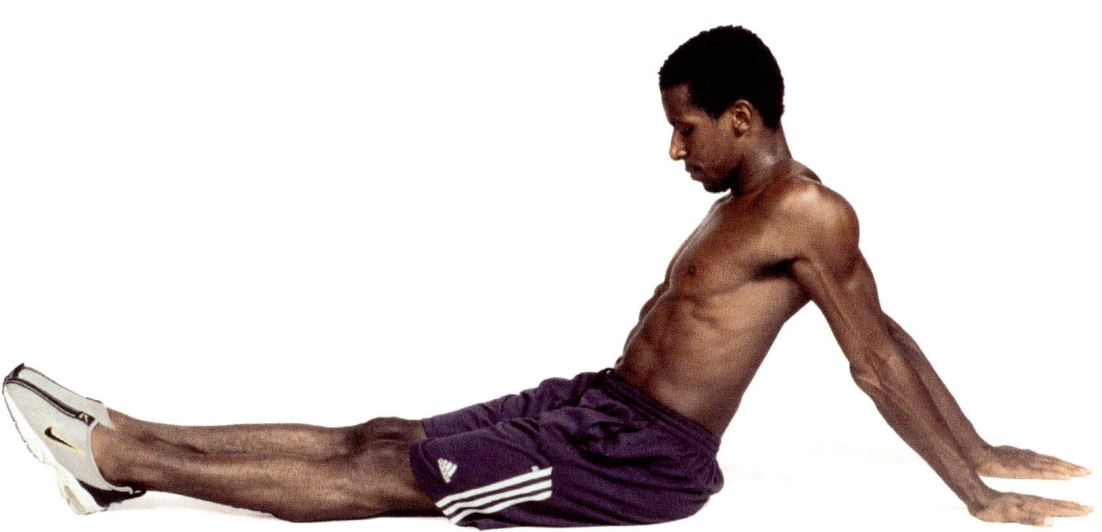

Häufig gestellte Fragen zum Dehnen

- **Wann soll ich dehnen?**

Vor dem Kraft- und Ausdauertraining (Vordehnen) können Sie Muskeln andehnen, die sich besonders verspannt anfühlen sowie die Muskeln, die im Trainingshauptteil vorrangig beansprucht werden. So stellen Sie sicher, dass Sie die Anforderungen im Haupttrainingsteil in vollem Bewegungsumfang ausführen können.

Nach dem Trainingshauptteil (Nachdehnen) werden Dehnübungen ausgeführt, um die Beweglichkeit wiederherzustellen und Verkürzungen vorzubeugen. Wenn Sie sehr intensiv trainiert haben, ist es sinnvoll, die Dehnübungen einige Stunden später auszuführen.

Zur gezielten Beweglichkeitsverbesserung (Dehntraining) können Sie eigenständige Trainingseinheiten ausführen, in denen Sie sich vorrangig dem Dehnen widmen. Wärmen Sie vor dem Dehntraining ausführlich auf und führen Sie dann ein Dehnprogramm aus.

- **Wie soll ich dehnen?**

Beim Vordehnen war es in den letzten Jahren üblich, ein Programm aus statischen Übungen auszuführen. Es wurde aber mittlerweile nachgewiesen, dass ein ausführliches statisches Dehnprogramm vor dem Sport den Tonus der Muskulatur senkt und somit die Leistungsfähigkeit verringert. Deshalb führen nun zahlreiche Sportler ihre Dehnübungen dynamisch aus. Wenn Sie aber bisher statisch gedehnt haben und mit den Ergebnissen zufrieden sind, besteht keine Notwendigkeit, Ihr Dehnprogramm zu verändern. Es ist vielmehr wichtig, dass Sie ein Dehnprogramm zum Aufwärmen nutzen, das Ihren individuellen Anforderungen entspricht. Wenn Sie statische Übungen in der Aufwärmphase ausführen, achten Sie darauf, dass Sie die Dehnpositionen nicht länger als 10 Sekunden einnehmen.

Beim Nachdehnen wird vielfach empfohlen statisch zu dehnen, einige Athleten nutzen aber hierzu die dynamische Methode. Testen Sie die unterschiedlichen Dehnmethoden und nutzen Sie diese, mit der Sie die besten Resultate erreichen. Verbleiben Sie aber nicht lange in den Dehnpositionen und dehnen Sie auch nicht sehr intensiv, da die Muskulatur müde ist.

Im Dehntraining führen Sie die Übungen vorrangig statisch aus, wobei mit der Methode „Anspannen – Entspannen – Erweitern" die besten Ergebnisse erzielt werden. Im Dehntraining können Sie die Übungspositionen 20–30 Sekunden halten. Einige Athleten verbleiben sogar bis zu 60 Sekunden in Positionen, in denen sie gezielt die Beweglichkeit verbessern wollen. Zusätzlich können Sie auch einige Übungen dynamisch ausführen. Die Dehnmethoden werden auf den Seiten 83–86 vorgestellt.

- **Welche Muskeln soll ich dehnen?**

Im Vor- und im Nachdehnen widmen Sie sich den Muskeln, die sich verspannt anfühlen und im Haupttrainingsteil vorrangig beansprucht werden. Im Nachdehnen können Sie auch einige Übungen für Ihre Schwachstellen ausführen.

Im Dehntraining dehnen Sie am besten alle Muskelgruppen und die Schwachstellen besonders intensiv. Sie können dazu das Ganzkörperprogramm nutzen, das auf den Seiten 87–91 vorgestellt ist.

Grundsätzlich ist es empfehlenswert, zumindest zweimal wöchentlich alle Muskelgruppen zu dehnen. Wenn Sie keine zusätzlichen Trainingseinheiten ausführen wollen, bei denen das Dehnen den Schwerpunkt darstellt, können Sie ein Ganzkörperprogramm in die Aufwärmphase integrieren, wobei Sie die Dehnpositionen nur maximal zehn Sekunden halten sollten. Dies ist ein Kompromiss zwischen Trainingshäufigkeit und Leistungsverbesserung. Eine Alternative wäre es, ein vollständiges Dehnprogramm nach dem Kraft- oder Ausdauertraining auszuführen, wobei dann der Körper aber zumeist sehr müde ist. Bessere Effekte erreichen Sie aber, wenn Sie spezielles Dehntraining absolvieren.

2. Trainingszyklen

Mit diesem dreistufigen Plan bauen Sie kontinuierlich Ihre Fitness auf und erreichen dabei Ihre Ziele im Bodyforming. Achten Sie darauf, dass Sie das Training am Anfang nicht übertreiben, um ein Übertraining sowie Verletzungen zu vermeiden. Variieren Sie die Übungen und nutzen Sie andere Übungen, die dieselbe Muskelgruppe trainieren. Diese finden Sie beispielsweise in dem Buch „Das große Fitness-Buch" (Delp 2006). Im Ausdauertraining wechseln Sie Sportarten ab und wählen unterschiedliche Trainingsstrecken. So verhindern Sie, dass das Training eintönig wird und die Leistung stagniert. Ziel Ihres Bodyformings muss es sein, langfristig Ihren Körper in Form zu halten.

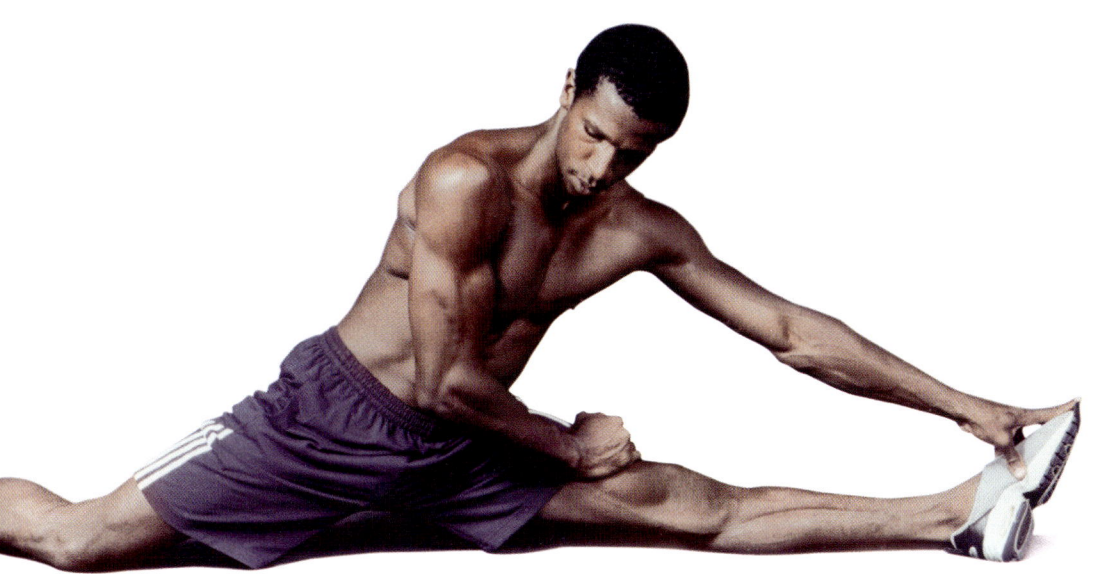

Schritt 1: Der Einstieg

Ihr Training starten Sie im Level 1. Wenn Sie seit längerer Zeit nicht mehr sportlich aktiv waren, beginnen Sie mit einer Eingewöhnungsphase von vier Wochen. In dieser Phase genügen drei Trainingseinheiten pro Woche, damit der Körper nicht überfordert wird. Wenn Sie weitere Trainingseinheiten bereits in dieser Phase ausführen wollen, ergänzen Sie Einheiten, in denen Sie sich dem Dehnen widmen. Das Dehnen ist zwar auch Bestandteil der Aufwärm- und der Abwärmphase beim Ausdauer- und Krafttraining, dann ist es aber nicht Hauptzweck.

Im Anschluss an die Eingewöhnungsphase von vier Wochen können Sie Ihr Trainingspensum auf vier Einheiten pro Woche steigern. Mit dieser Trainingshäufigkeit können Sie schon deutliche Veränderungen in Ihrem körperlichen Erscheinungsbild erreichen.

Nach der Einstiegsphase von zwölf Wochen können Sie wählen, ob Sie weiterhin mit dieser Häufigkeit Ihr Trainingsprogramm absolvieren oder zu Schritt 2 übergehen wollen. Wenn Sie sich bereits bei Schritt 1 ausgelastet fühlen, behalten Sie diese Trainingshäufigkeit bei. Verändern Sie aber Ihr Programm jeweils nach zwölf Wochen Trainingsdauer, indem Sie Übungen austauschen sowie Gewichte und Intensitäten steigern. Außerdem sollten Sie die Strecken und Intensitäten Ihrer Ausdauereinheiten variieren.

Ziel im Ausdauertraining ist es, die Grundlagenausdauer aufzubauen und den Kalorienverbrauch zu erhöhen. Für das Krafttraining sieht der Plan Ganzkörperprogramme vor. Dazu sind Übungen ausgewählt, die möglichst viele Muskelgruppen gleichzeitig trainieren, um die Trainingseinheit kurz zu halten.

	Tag 1	Tag 2	Tag 3	Tag 4	Tag 5	Tag 6	Tag 7
Woche 1	Ausdauer	Pause	Kraft A	Pause	Ausdauer	Pause	Pause
Woche 2	Kraft A	Pause	Ausdauer	Pause	Kraft A	Pause	Pause
Woche 3	Ausdauer	Pause	Kraft A	Pause	Ausdauer	Pause	Pause
Woche 4	Kraft A	Pause	Ausdauer	Pause	Kraft A	Pause	Pause
Woche 5	Kraft A	Ausdauer	Pause	Kraft B	Pause	Ausdauer	Pause
Woche 6	Kraft A	Ausdauer	Pause	Kraft B	Pause	Ausdauer	Pause
Woche 7	Kraft A	Ausdauer	Pause	Kraft B	Pause	Ausdauer	Pause
Woche 8	Kraft A	Ausdauer	Pause	Kraft B	Pause	Ausdauer	Pause
Woche 9	Kraft A	Ausdauer	Pause	Kraft B	Pause	Ausdauer	Pause
Woche 10	Kraft A	Ausdauer	Pause	Kraft B	Pause	Ausdauer	Pause
Woche 11	Kraft A	Ausdauer	Pause	Kraft B	Pause	Ausdauer	Pause
Woche 12	Kraft A	Ausdauer	Pause	Kraft B	Pause	Ausdauer	Pause

Ausdauer: In dieser Einheit wird die Ausdauer trainiert, z. B. mit Laufen.
Kraft: In dieser Einheit wird die Kraft trainiert.
Pause: An diesem Tag wird pausiert, um den Körper zu regenerieren.

Schritt 2: Die sportliche Figur

Diesen Plan können Sie bereits nach zwölf Wochen Einstiegstraining oder zu einem beliebigen späteren Zeitpunkt anwenden. Das Krafttraining wird um eine Einheit erweitert, damit Sie abwechslungsreiche Programme nutzen können. Mit „Kraft A" und „Kraft B" kräftigen Sie den ganzen Körper, mit „Kraft C" den Oberkörper und mit „Kraft D" die Beine und den Po. Im Krafttraining erfolgt nach sechs Wochen eine Änderung des Ganzkörperprogramms, um dem Körper etwas andere Reize zu setzen.

Nach der Trainingszeit von zwölf Wochen können Sie zu Schritt 3 übergehen und die Trainingsintensität weiter intensivieren. Sie können aber auch die bisherige Trainingsintensität beibehalten, was erfordert, dass Sie einige Änderungen am Programm vornehmen, beispielsweise Übungen austauschen.

Wenn Sie dieses Programm kontinuierlich ausführen, werden Sie feststellen, wie Sie im Krafttraining die Gewichte und Intensitäten deutlich steigern und im Ausdauertraining längere Distanzen zügig laufen können. Auch die äußerlichen Veränderungen werden nach dieser Trainingsphase deutlich sichtbar sein, vorausgesetzt, dass Sie sich nach denen in diesem Buch vorgestellten Prinzipien ernähren (siehe Seiten 24–25).

	Tag 1	Tag 2	Tag 3	Tag 4	Tag 5	Tag 6	Tag 7
Woche 1	Kraft A	Ausdauer	Pause	Kraft C	Ausdauer	Kraft D	Pause
Woche 2	Kraft A	Ausdauer	Pause	Kraft C	Ausdauer	Kraft D	Pause
Woche 3	Kraft A	Ausdauer	Pause	Kraft C	Ausdauer	Kraft D	Pause
Woche 4	Kraft A	Ausdauer	Pause	Kraft C	Ausdauer	Kraft D	Pause
Woche 5	Kraft A	Ausdauer	Pause	Kraft C	Ausdauer	Kraft D	Pause
Woche 6	Kraft A	Ausdauer	Pause	Kraft C	Ausdauer	Kraft D	Pause
Woche 7	Kraft B	Ausdauer	Pause	Kraft C	Ausdauer	Kraft D	Pause
Woche 8	Kraft B	Ausdauer	Pause	Kraft C	Ausdauer	Kraft D	Pause
Woche 9	Kraft B	Ausdauer	Pause	Kraft C	Ausdauer	Kraft D	Pause
Woche 10	Kraft B	Ausdauer	Pause	Kraft C	Ausdauer	Kraft D	Pause
Woche 11	Kraft B	Ausdauer	Pause	Kraft C	Ausdauer	Kraft D	Pause
Woche 12	Kraft B	Ausdauer	Pause	Kraft C	Ausdauer	Kraft D	Pause

Ausdauer: In dieser Einheit wird die Ausdauer trainiert, z. B. mit Laufen.
Kraft: In dieser Einheit wird die Kraft trainiert.
Pause: An diesem Tag wird pausiert, um den Körper zu regenerieren.

Schritt 3: Sixpack intensiv

Diesen Plan können Fortgeschrittene einset-zen, um weitere Verbesserungen in Ihrem Bodyforming zu erreichen. Für Einsteiger hin-gegen ist der Trainingsumfang zu intensiv und die gewünschten Trainingseffekte könnten sich nicht einstellen, da der Körper überfordert wäre. Es werden sechs Einheiten Krafttraining mit abwechselnden Programmen ausgeführt. Im Anschluss an das Workout mit Schwer-punkt Rumpf (Kraft F) wird ein Ausdauertrai-ning eingesetzt, um den Kalorienverbrauch zu erhöhen. Wenn Sie in Ihrem Training den Schwerpunkt auf die Körperfettreduktion setzen, können Sie zusätzliche Ausdauerein-heiten im Anschluss an die Workouts E und G ausführen.

Nach der Trainingsdauer von acht Wochen empfiehlt es sich, einen neuen Plan zu nutzen, der etwas weniger intensiv ist. Die vorgeschlagene Trainingintensität führt zu hervorragenden Trainingsergebnissen, fordert den Körper aber auch erheblich, weshalb der darauf folgende Trainingszyklus etwas weniger intensiv sein sollte.
Beim Abschlusstest werden Sie deutlich Veränderungen der Körperproportionen fest-stellen, vorausgesetzt, dass Sie sich ange-messen ernähren. Es sind Vergrößerungen der Muskelumfänge messbar sowie wie eine deutliche Verringerung des Bauchumfangs.

	Tag 1	Tag 2	Tag 3	Tag 4	Tag 5	Tag 6	Tag 7
Woche 1	Kraft E	Kraft F + Ausdauer	Kraft G	Kraft E	Kraft F + Ausdauer	Kraft G	Pause
Woche 2	Kraft E	Kraft F + Ausdauer	Kraft G	Kraft E	Kraft F + Ausdauer	Kraft G	Pause
Woche 3	Kraft E	Kraft F + Ausdauer	Kraft G	Kraft E	Kraft F + Ausdauer	Kraft G	Pause
Woche 4	Kraft E	Kraft F + Ausdauer	Kraft G	Kraft E	Kraft F + Ausdauer	Kraft G	Pause
Woche 5	Kraft E	Kraft F + Ausdauer	Kraft G	Kraft E	Kraft F + Ausdauer	Kraft G	Pause
Woche 6	Kraft E	Kraft F + Ausdauer	Kraft G	Kraft E	Kraft F + Ausdauer	Kraft G	Pause
Woche 7	Kraft E	Kraft F + Ausdauer	Kraft G	Kraft E	Kraft F + Ausdauer	Kraft G	Pause
Woche 8	Kraft E	Kraft F + Ausdauer	Kraft G	Kraft E	Kraft F + Ausdauer	Kraft G	Pause

Ausdauer: In dieser Einheit wird die Ausdauer trainiert, z. B. mit Laufen.
Kraft F + Ausdauer: An diesem Tag führen Sie zuerst das Workout F zur Kräftigung der Bein– und der Rumpfmuskulatur aus. Anschließend absolvieren Sie noch 20–30 Minuten Ausdauertraining mit gemäßigter Intensität.
Kraft E + G: In dieser Einheit wird die Kraft trainiert. Falls Sie Ihren Körperfettanteil deutlich reduzieren wollen, können Sie anschließend noch 20–30 Minuten Ausdauertraining absolvie-ren, was allerdings zu Einschränkungen beim Muskelaufbau führt.
Pause: An diesem Tag wird pausiert, um den Körper zu regenerieren.

3. Ausgewählte Workouts

Auf den folgenden Seiten werden Workouts vorgestellt, mit denen Sie Ihren Körper effektiv trainieren können. Führen Sie das gleiche Workout allerdings nicht an zwei Tagen hintereinander aus, da die Muskulatur Zeit zur Regeneration benötigt. Auch empfiehlt es sich, an einem Tag in der Woche vollständig zu pausieren, insbesondere dann, wenn Sie an den anderen Wochentagen intensiv trainieren. Achten Sie darauf, dass Sie nach einem Trainingszyklus von sechs bis zwölf Wochen Umstellungen am Programm vornehmen, damit der Körper immer neu gefordert wird und keine Stagnation im Bodyforming eintritt.

Zu den Workouts

Die Workouts sind so zusammengestellt, dass Sie mit möglichst wenigen Übungen und somit geringer Zeitspanne die Trainingsziele verwirklichen. Wenn Ihnen die Workouts nicht intensiv genug sind, erweitern Sie diese mit Übungen aus diesem Buch. Nutzen Sie Übungen, die die gleichen Muskelgruppen aktivieren, auf die das jeweilige Workout abzielt.
Einsteiger führen für jede Übung zwei Sätze aus; Fortgeschrittene drei Sätze. Für jede Übung finden Sie in diesem Buch zahlreiche Variationen und Intensivierungen. Wählen Sie eine Übungsvariante, mit der Sie die angegebene Wiederholungszahl erreichen.
Nutzen Sie die Workouts als Grundlage für Ihr Training und passen Sie sie mit wachsender Trainingserfahrung an Ihre individuellen Bedürfnisse an. Beachten Sie bei der Zusammenstellung von eigenen Workouts, dass jede Muskelgruppe zumindest einmal pro Woche intensiv gekräftigt werden muss, um das Leistungsniveau aufrecht zu erhalten.

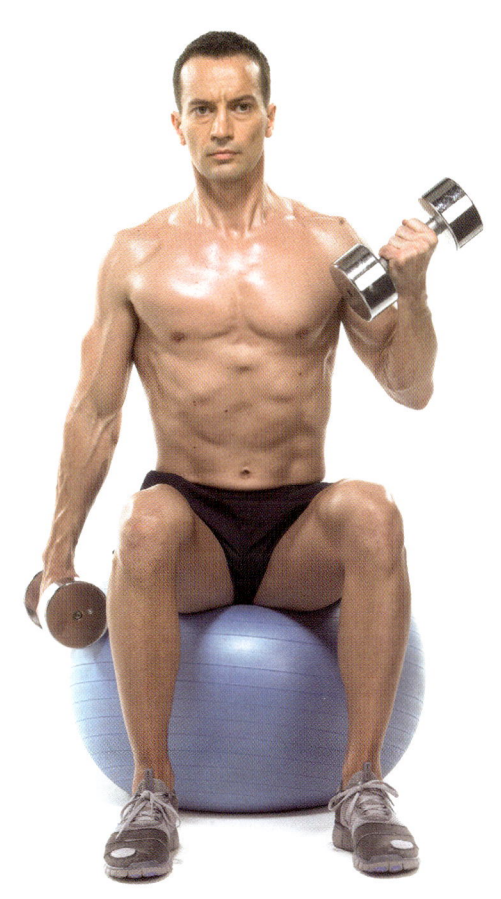

Kraft A: Ganzkörper

Aufwärmübung und Dehnen
1. K 1: Brustdrücken oder K 3: Liegestütze
2. K 4: Nackendrücken oder K 5: Frontheben
3. K 8: Rudern einarmig oder K 9: Rudern beidarmig mit Stretchband
4. K 23: Beidbeinige Kniebeuge oder K 25: Ausfallschritt
5. K 26: Schulterbrücke oder K 27: Unterschenkel anziehen
6. K 14: Crunch ohne oder mit Ball
7. K 18: Seitlicher Unterarmstütz ohne oder mit Ball
8. K 21: Arme und Beine anheben ohne oder mit Ball
Abwärmübung und Dehnen

Einsteiger	2 Sätze	15–20 Wdh. je Satz
		Statische Übung K 21: 20–40 Sek. halten je Satz
Fortgeschrittene	3 Sätze	8–12 Wdh. oder 15–20 Wdh. je Satz
		Statische Übung K 21: 50–60 Sek. halten je Satz

Kraft A: *K 1, K 4, K 8, K 23, K 26, K 14, K 18, K 21*

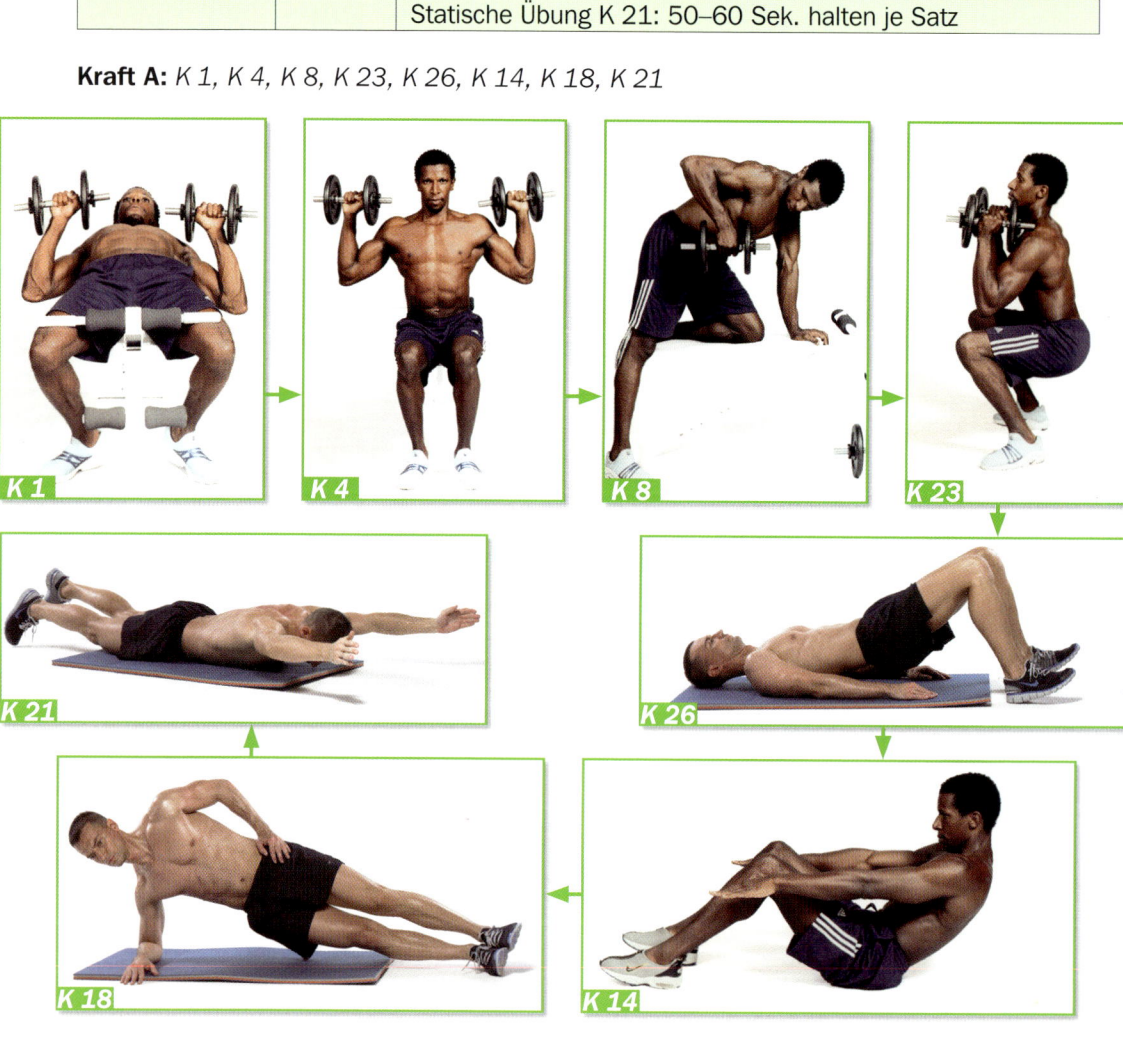

Kraft B: Ganzkörper

Aufwärmübung und Dehnen
1. K 3: Liegestütze mit weitem Handabstand oder K 2: Flys
2. K 9: Rudern beidarmig mit Hanteln oder K 7: Klimmzüge
3. K 6: Reverse Flys mit Hanteln oder Stretchband
4. K 10: Konzentrationscurl oder K 11: Bizepscurl im Sitz
5. K 12: Arm strecken mit Hantel oder Stretchband
6. K 25: Ausfallschritt oder K 24: Einbeinige Kniebeuge
7. K 15: Käfer oder K 16: Bauchroller
8. K 22: Oberkörper aufrichten im Stand oder K 20: Rückwärtiger Unterarmstütz
Abwärmübung und Dehnen

Einsteiger	2 Sätze	15–20 Wdh. je Satz
		Statische Übung K 20: 20–40 Sek. halten je Satz
Fortgeschrittene	3 Sätze	8–12 Wdh. oder 15–20 Wdh. je Satz
		Statische Übung K 20: 50–60 Sek. halten je Satz

Kraft B: *K 3, K 9, K 6, K 10, K 12, K 25, K 15, K 22*

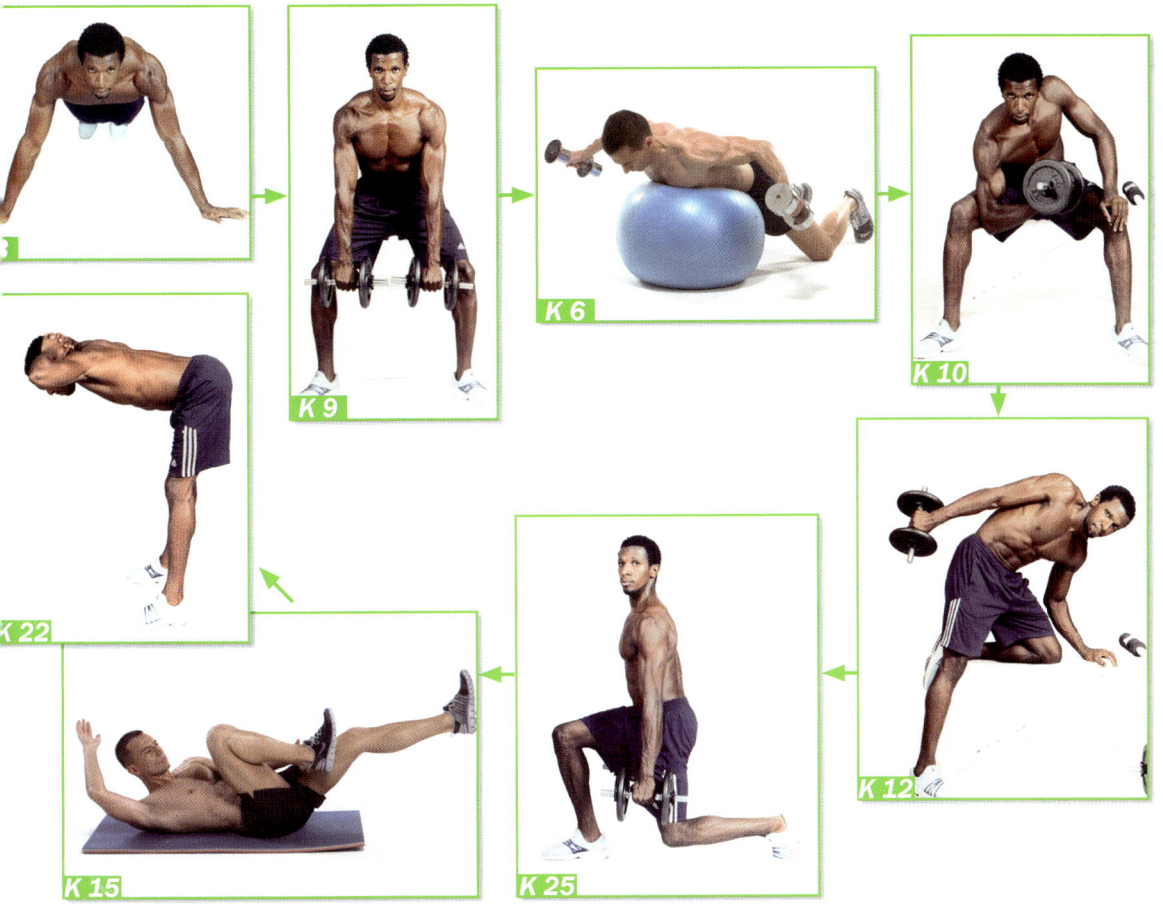

Kraft C: Oberkörper und Rumpf

Aufwärmübung und Dehnen
1. K 3: Liegestütze schräg (Füße oben) oder K 1: Brustdrücken schräg
2. K 2: Flys mit Hanteln oder Stretchband
3. K 4: Nackendrücken im Sitz oder Stand
4. K 7: Klimmzüge oder K 9: Rudern beidarmig
5. K 6: Reverse Flys mit Stretchband oder Hanteln
6. K 11: Bizepscurl im Sitz oder Stand
7. K 12: Arm strecken beidarmig mit Hanteln oder Stretchband
8. K 16: Bauchroller oder K 15: Käfer
9. K 21: Arme und Beine anheben oder K 22: Oberkörper aufrichten im Knien
Abwärmübung und Dehnen

Einsteiger	2 Sätze	15–20 Wdh. je Satz
		Statische Übung K 21: 20–40 Sek. halten je Satz
Fortgeschrittene	3 Sätze	8–12 Wdh. oder 15–20 Wdh. je Satz
		Statische Übung K 21: 50–60 Sek. halten je Satz

Kraft C: *K 3, K 2, K 4, K 7, K 6, K 11, K 12, K 16, K 21*

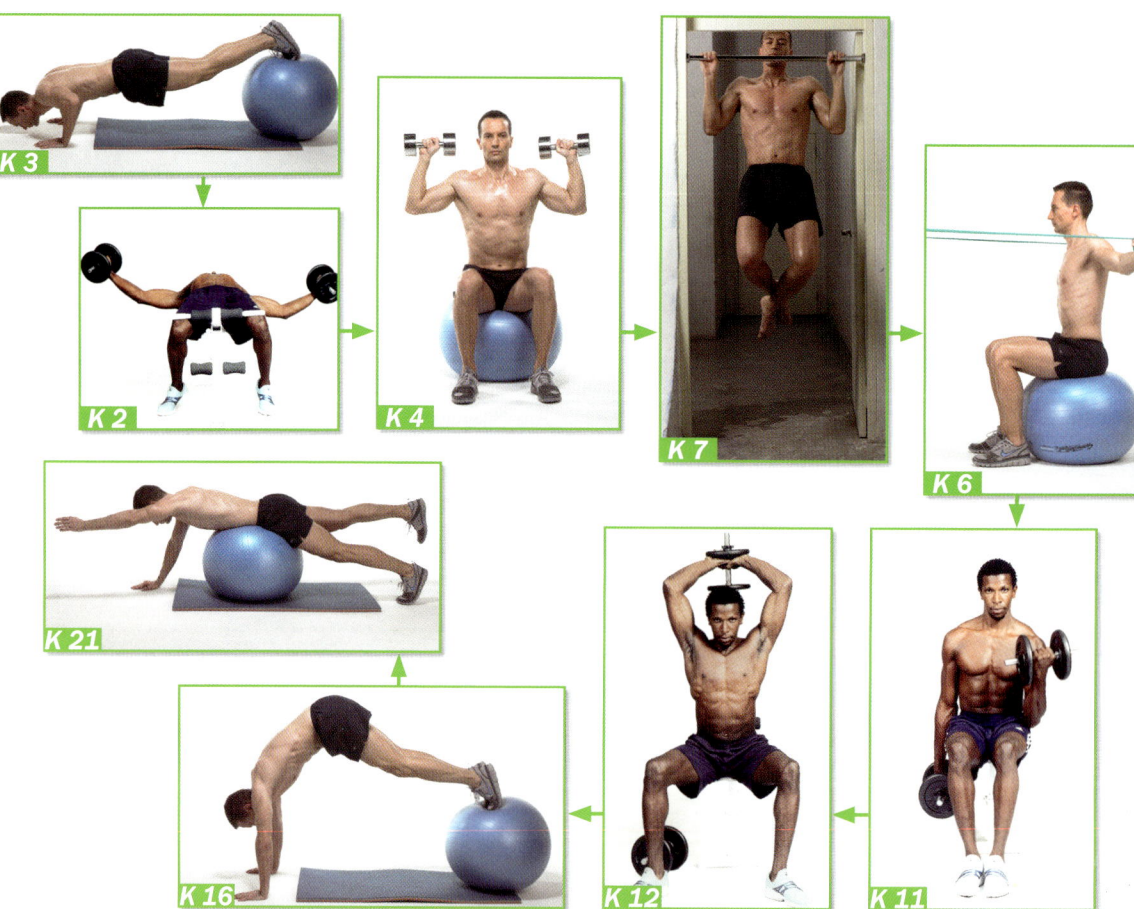

Kraft D: Beine und Rumpf

Aufwärmübung und Dehnen
1. K 24: Einbeinige Kniebeuge oder K 23: Beidbeinige Kniebeuge mit Gewicht
2. K 27: Unterschenkel anziehen oder K 26: Schulterbrücke
3. K 28: Bein anziehen im Liegen oder im Stand
4. K 29: Bein abspreizen im Liegen oder im Stand
5. K 30: Fersen anheben einbeinig oder beidbeinig
6. K 17: Unterarmstütz mit oder ohne Ball
7. K 18: Seitlicher Unterarmstütz mit oder ohne Ball
8. K 20: Rückwärtiger Unterarmstütz mit oder ohne Ball
Abwärmübung und Dehnen

Einsteiger	2 Sätze	15–20 Wdh. je Satz
		Statische Übungen K 17 + K 20: 20–40 Sek. halten je Satz
Fortgeschrittene	3 Sätze	8–12 Wdh. oder 15–20 Wdh. je Satz
		Statische Übungen K 17 + K 20: 50–60 Sek. halten je Satz

Kraft D: *K 24, K 27, K 28, K 29, K 30, K 17, K 18, K 20*

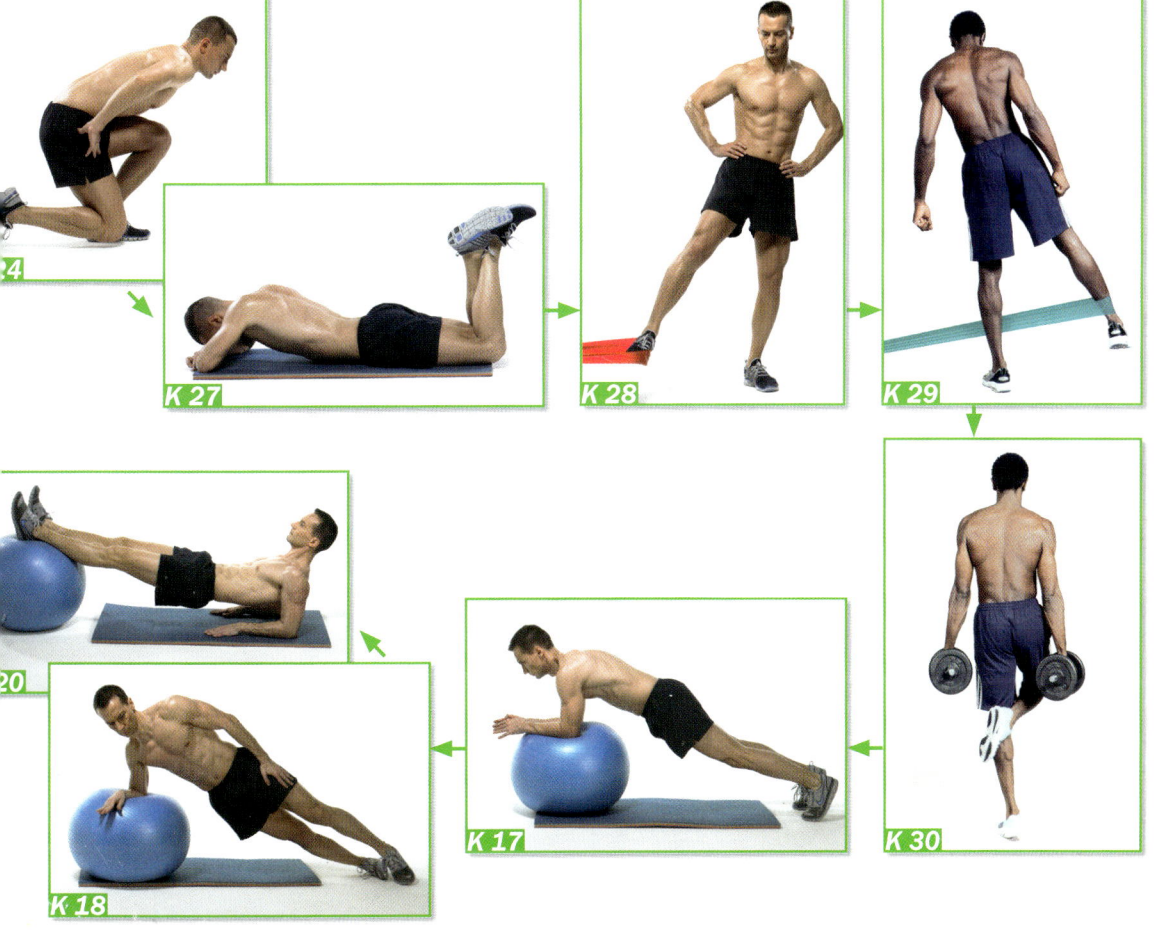

Kraft E: Brust, vorderer und seitlicher Anteil der Schultern und hintere Oberarme

Aufwärmübung und Dehnen
1. K 2: Flys oder K 1: Brustdrücken weiter Griff
2. K 1: Brustdrücken enger Griff oder K 3: Liegestütze enger Handabstand
3. K 4: Nackendrücken oder K 3: Liegestütze schräg oder Handstandliegestütze (hier nicht vorgestellt)
4. K 5: Frontheben mit Hanteln oder Stretchband
5. K 13: Dips ohne oder mit Ball
6. K 12: Arm strecken mit Hantel oder Stretchband
Abwärmübung und Dehnen

Fortgeschrittene	3 Sätze	8–12 Wdh. oder 15–20 Wdh. je Satz

Kraft E: *K 2, K 1, K 4, K 5, K 13, K 12*

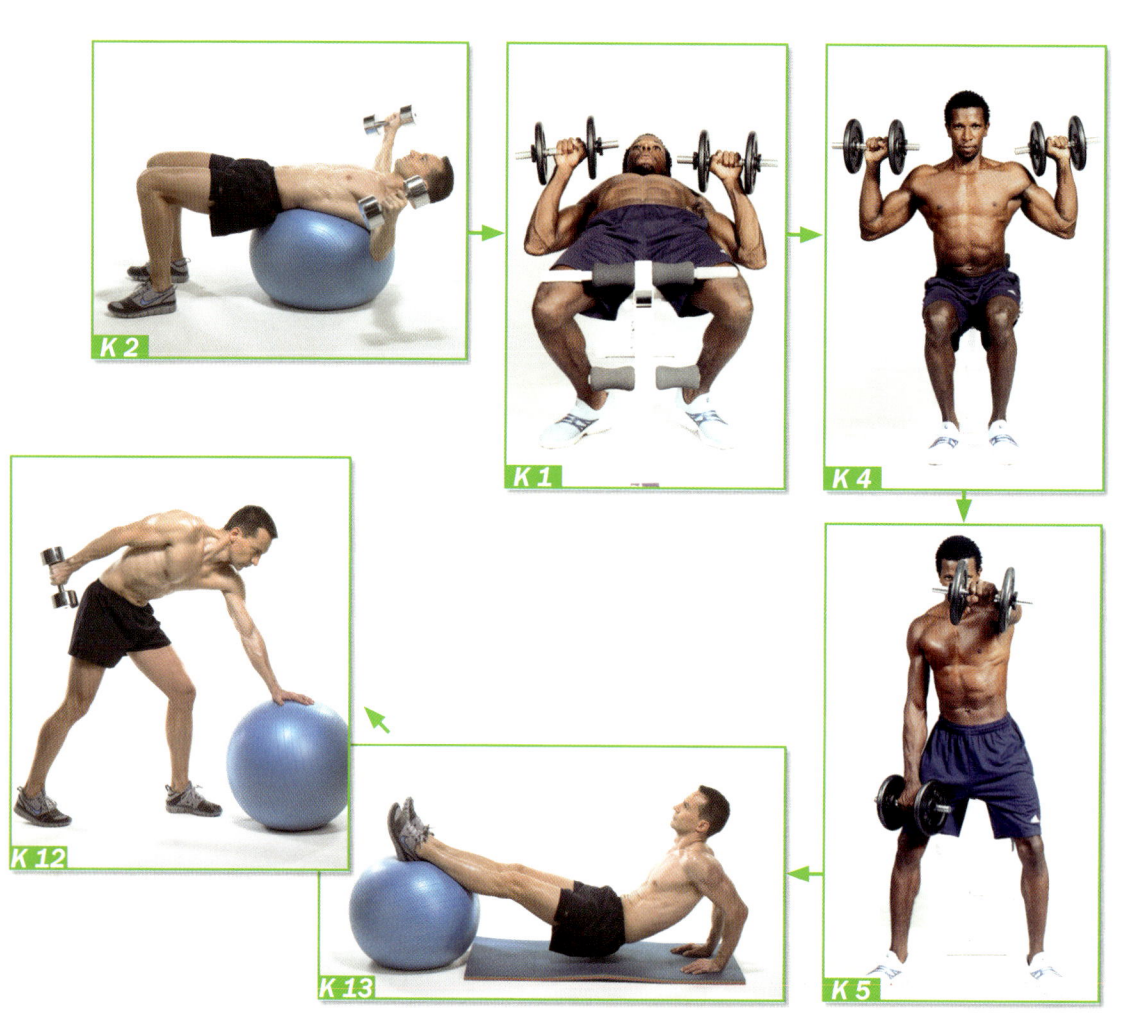

Kraft F: Beine und Bauch

Aufwärmübung und Dehnen
1. K 24: Einbeinige Kniebeuge oder K 23: Beidbeinige Kniebeuge mit Hanteln
2. K 25: Ausfallschritt mit Hanteln oder auf Kreisel
3. K 27: Unterschenkel anziehen oder K 26: Schulterbrücke
4. K 30: Fersen anheben einbeinig mit oder ohne Abstützen
5. K 14: Crunch oder K 16: Bauchroller
6. K 15: Käfer oder K 14: Crunch seitlich
7. K 19: Körper anheben in Seitenlage oder K 18: Seitlicher Unterarmstütz
Abwärmübung und Dehnen

Fortgeschrittene	3 Sätze	8–12 Wdh. oder 15–20 Wdh. je Satz

Kraft F: *K 24, K 25, K 27, K 30, K 14, K 15, K 19*

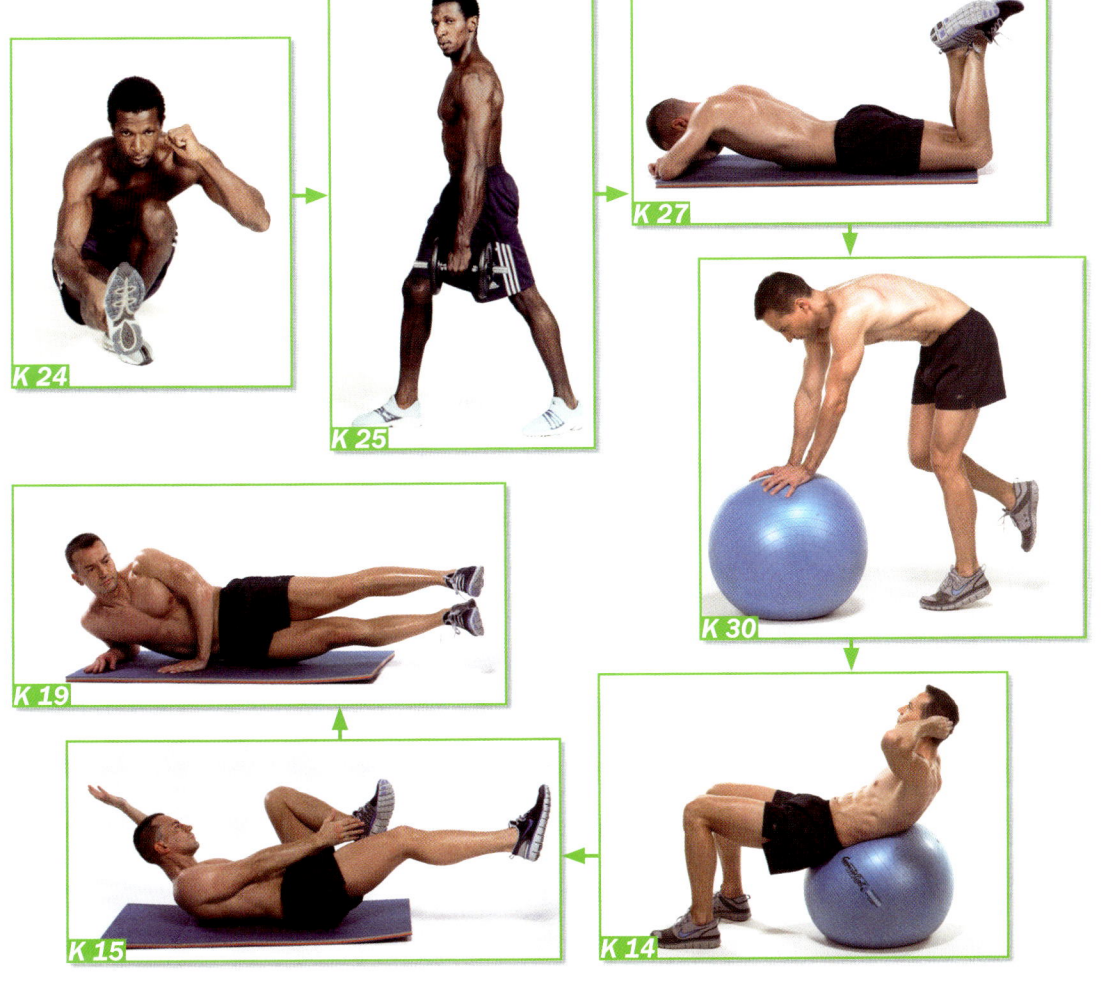

Kraft G: Rücken, hinterer Anteil der Schultern und vordere Oberarme

Aufwärmübung und Dehnen
1. K 7: Klimmzüge oder K 9: Rudern beidarmig mit Hantel
2. K 8: Rudern einarmig oder K 9: Rudern beidarmig mit Band
3. K 7: Klimmzüge mit Handrücken vorne oder K 10: Konzentrationscurl
4. K 11: Bizepscurl im Stand oder Sitz
5. K 6: Reverse Flys mit Hanteln oder Stretchband
6. K 22: Oberkörper aufrichten am Boden oder im Stand
Abwärmübung und Dehnen

Fortgeschrittene	3 Sätze	8–12 Wdh. oder 15–20 Wdh. je Satz

Kraft G: *K 7, K 8, K 7, K 11, K 6, K 22*

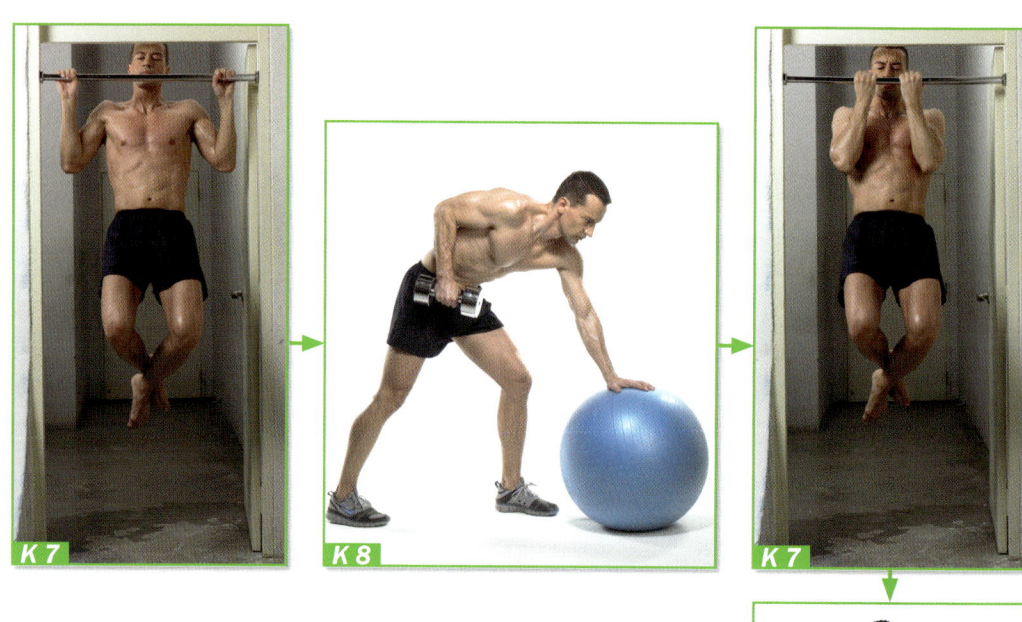

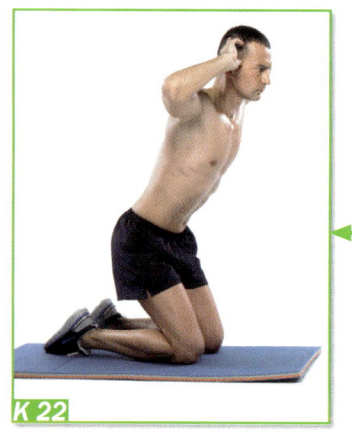

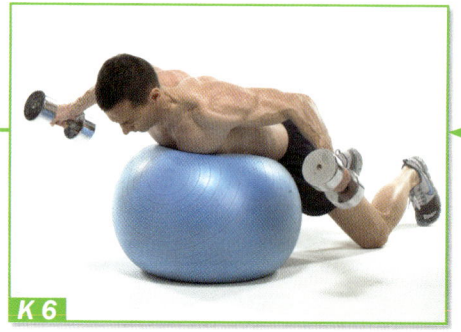

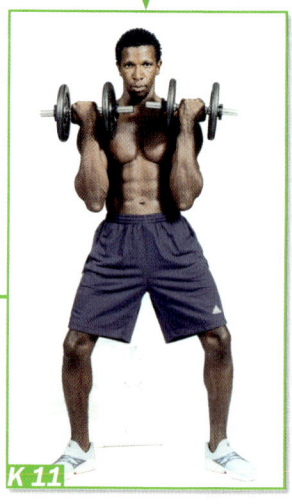

Literaturverzeichnis

Boeckh-Behrens, W.-U./Buskies, W.: Fitness-Krafttraining. Die besten Übungen und Methoden für Sport und Gesundheit, 3. Aufl., Reinbek bei Hamburg 2001.

Delp, C.: Best Stretching. Dehn-Übungen für alle Sportarten, 2. Aufl., Stuttgart 2008.

Delp, C.: Perfektes Workout mit Kleingeräten, Stuttgart 2008.

Delp, C.: Thai-Boxen basics, Stuttgart 2008.

Delp, C.: Kampfsport Solotraining, Stuttgart 2007.

Delp, C.: Perfektes Bodyweight-Training, Stuttgart 2007.

Delp, C.: Das große Fitness-Buch, Stuttgart 2006.

Delp, C.: Fitness für Kampfsportler, Stuttgart 2006.

Delp, C.: Sixpack-Trainer, Stuttgart 2006.

Delp, C.: Perfektes Hanteltraining, Stuttgart 2005.

Delp, C.: Fitness für Frauen. Mit Claudia Hein (Miss Germany 2004), Stuttgart 2004.

Delp, C.: Bodytraining für Zuhause basics, Stuttgart 2002.

Deutsche Gesellschaft für Ernährung: Ernährungsbericht 2000, Frankfurt 2000.

Feil, W./Oberem S./Reichenauer-Feil A.: Ernährungs-Coach: Mehr Leistung im Sport, Stuttgart 2005.

Gießing, J. : Ein-Satz Training. Ein wissenschaftliches Konzept für schnellstmöglichen Muskelaufbau im Bodybuilding, Arnsberg 2004.

Riese, T. / Wessinghage, T.: Ernährung und Training fürs Leben – 20 Bausteine für Ihre Fitness, 2. Aufl., Nürnberg 2000.

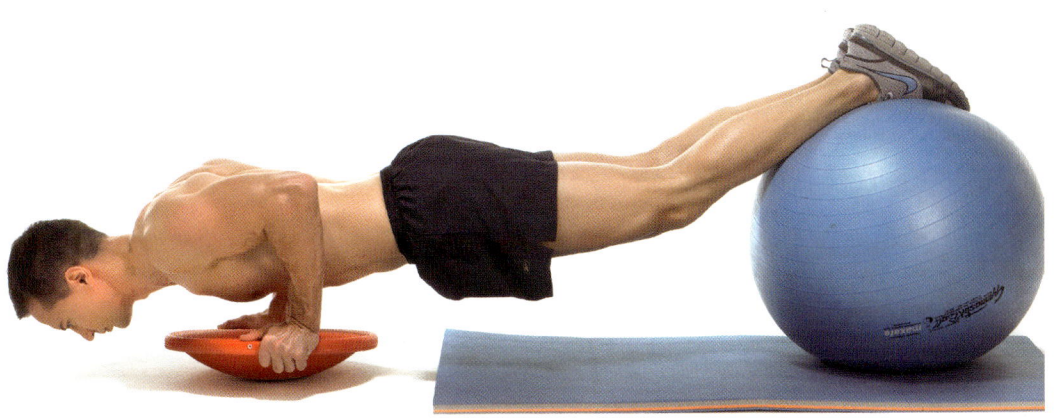

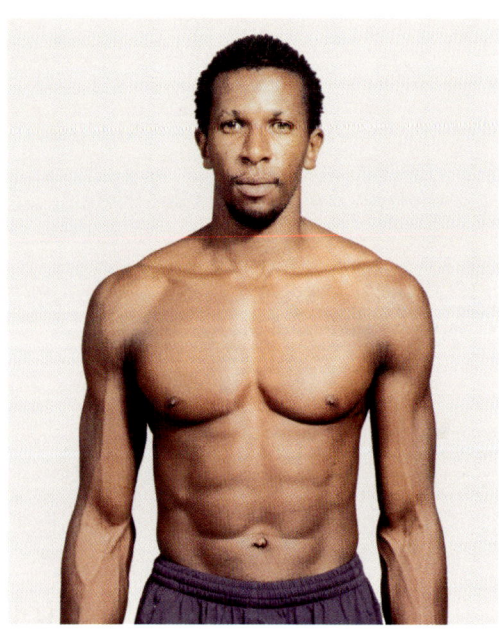

Buchteam

Patrick Gayle.
Model, Stuntman sowie Fitness- und Kampf-sportler.

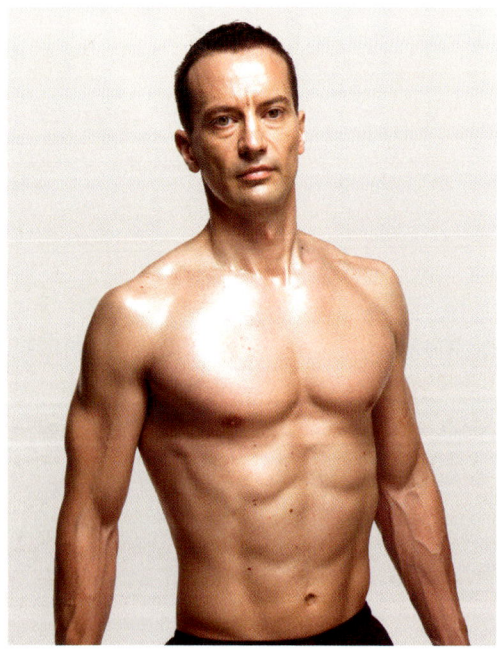

Christoph Delp, Diplom-Betriebswirt und Autor.
Trainer für Fitness und Muay Thai (Thai-Boxen).
Neuste deutschsprachige Publikationen:
„Best Stretching" (2008), „Perfektes Workout mit Kleingeräten" (2008), „Thai-Boxen basics" (2008), „Kampfsport Solotraining" (2007), „Perfektes Bodyweight-Training" (2007), „Das große Fitness-Buch" (2006), „Fitness für Kampfsportler" (2006), „Kickboxen basics" (2006), „Sixpack-Trainer" (2006), „Perfektes Hanteltraining" (2005).
www.christophdelp.de, www.muaythai.de

Bildverzeichnis
Archiv Christoph Delp: Bilder von Patrick.

Erwin Wenzel: Cover.

Alle anderen Fotos von Nopphadol Viwatka-molwat.
www.astudioonline.com

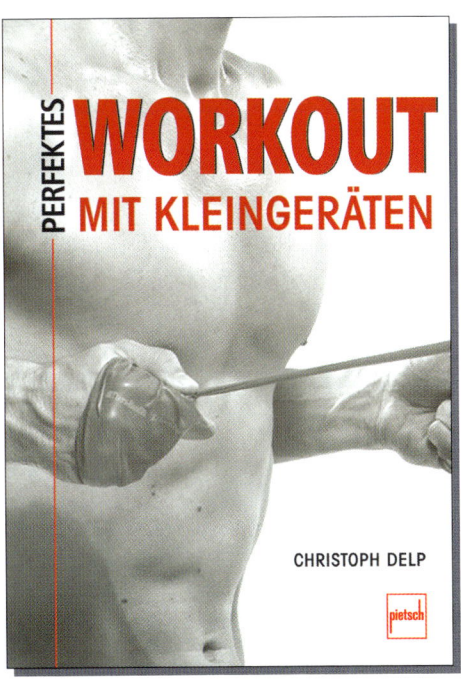
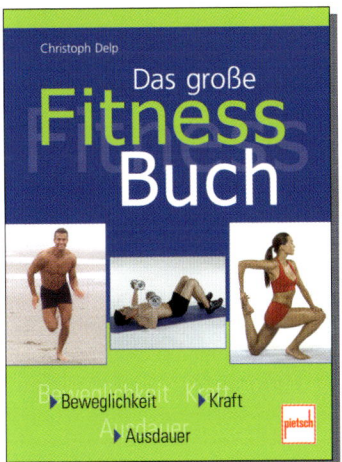
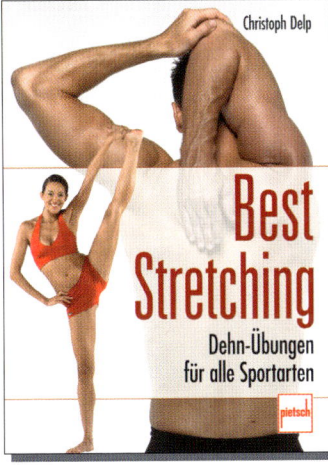
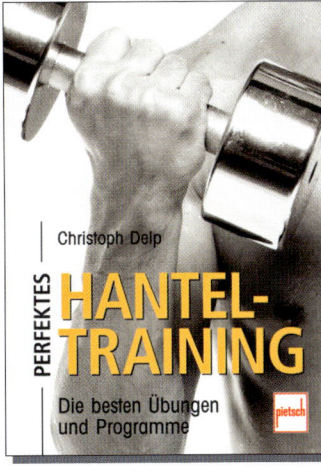
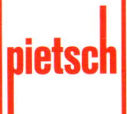

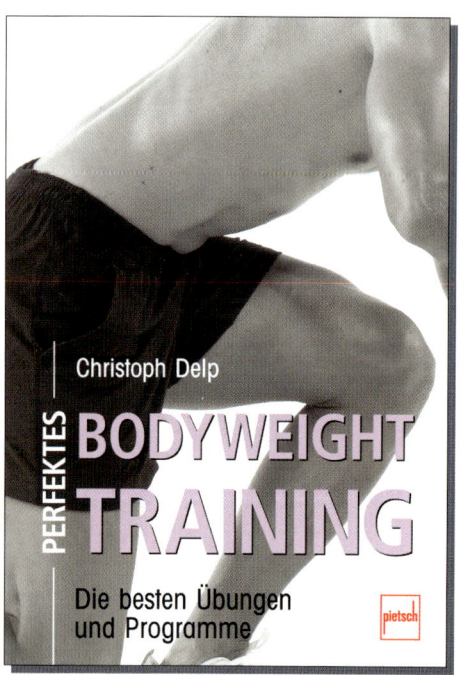
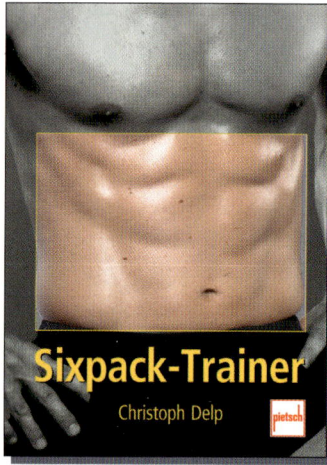
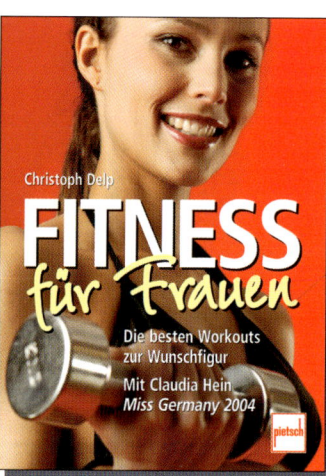
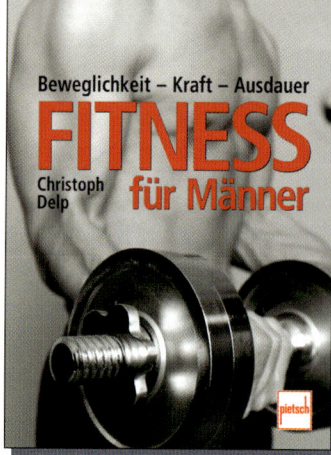
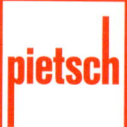